上海高校服务国家重大战略出版工程
《推拿名著珍本整理丛刊》（第一辑）
总主编：赵毅

徐谦光推拿全集

（推拿三字经）

（清）徐谦光 编纂
李乃奇 赵毅 校注

上海浦江教育出版社
（原上海中医药大学出版社）

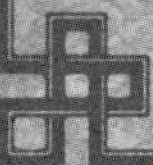

图书在版编目(CIP)数据

徐谦光推拿全集/徐谦光编纂. —上海：上海浦江教育出版社有限公司，2019.10

ISBN 978-7-81121-608-0

Ⅰ.①徐… Ⅱ.①徐… ②李… ③赵… Ⅲ.①小儿疾病—推拿 Ⅳ.①R244.15

中国版本图书馆 CIP 数据核字(2019)第 222349 号

上海浦江教育出版社(原上海中医药大学出版社)出版

社址：上海海港大道 1550 号上海海事大学校内　邮政编码：201306

分社：上海蔡伦路 1200 号上海中医药大学校内　邮政编码：201203

电话：(021)38284912(发行)　38284923(总编室)　38284910(传真)

E-mail：cbs@shmtu.edu.cn　URL：http://www.pujiangpress.cn

上海商务联西印刷有限公司印装　上海浦江教育出版社发行

幅面尺寸：140 mm×203 mm　印张：6.375　插页：8　字数：128 千字

2019 年 10 月第 1 版　2019 年 10 月第 1 次印刷

责任编辑：黄　健　　封面设计：玄廊

定价：45.00 元

前　言

一、徐谦光及其《徐谦光推拿全集》

徐宗礼，字谦光，号秩堂，山东登州府宁海州（今山东烟台）人，生于1820年，卒年不详（据考至少在1881年之后），被后世尊为小儿推拿三字经流派的创始人。徐氏早年营商，闲暇之余，亦留心岐黄之术。同治五年（1866年）弃商业医。徐氏在其序言中言“因母不能服药，始演推拿，诸病以推，不药而愈”，究心二十载，始知合变。因见以前的推拿书“俚者不堪入目，肤者不能醒心，约者多所挂漏，繁者不胜流览”，故奉母命编纂此书，以利众人。

二、徐谦光“推拿三字经”的书名、版本及其主要内容

小儿三字经推拿流派历经近百年的发展和传承，已经成为国内影响较大的小儿推拿流派之一。流派奠基人李德修1958年将其珍藏多年的小儿推拿光绪抄本献出，由青岛市立中医院油印内部发行，名为《小儿推拿三字经》。该书主要收录推拿三字经的经文和注文，后附有手法穴图8幅。

我们收集到一本更早的《推拿三字经》竖排油印本，封面题“推拿三字经”“己卯仲秋题签”。己卯为1939年。其内容包括序文、四言脉诀、经文及注文，附图7幅。此本虽

部分天头残缺，导致部分眉批不全，但整体经文及注文完整，这是最接近底本的校本，也是目前见到较早公开印行的以“推拿三字经”命名的文献，故本次校注以其为主校本。

1965年山东中医学院编写的《中医推拿学》系列讲义第10册附篇，收录有《推拿三字经》，现存钢笔稿本，首录序言，序文末夹有“独穴抵药论”，正文为三字经经文及注文，无图。

上海中医药大学曹仁发教授藏有来源于山东中医药大学清抄本的1980年代初照相本，原抄本具体年代不详，原名《推拿小儿全书》，内容主要为序文、经文及注文、独穴抵药论，附图7幅，其后是十二经循行部位歌和四言脉诀注释，末附订正素问脉位图1幅。山东中医药大学图书馆馆藏的清抄本，已在20世纪末不知所终。

上述4种版本的作者均为徐谦光，其中后3种本子在推拿三字经正文和注文上存在较大相关性，应同出一源。古籍原书并无“推拿三字经”的书名，“推拿三字经”内容仅为原书的一部分，自1939年竖排油印本始，才有了《推拿三字经》的书名。

本次点校所据《徐谦光推拿全集》，未见国内中医书目著录，现存德国柏林国家图书馆。从内容及引用文献情况来看，其成书约在清光绪五年(1879年)之后。该书收入郑金山教授主编的《海外中医珍善本古籍丛刊》第360册，中华书局2016年影印出版。

《徐谦光推拿全集》的内容构成丰富，除推拿三字经外，博采众方，汇诸家之精华。该书推拿三字经经文和注文内容、次序等均与上述后3个本子有较大差异，其中有78句经文为他本所未见，但与竖排油印本高度吻合。首为推拿三字经自序，次为新编推拿三字经四字脉诀，后为推拿三字经，乃全书之精华，为徐氏所撰，并附有详细眉批及注释，多述己见，后附穴图7幅及手法注释。其后广录各家精华，详述小儿变蒸、发育生理、望诊、闻诊、三关指纹诊查等。又论小儿推拿诸穴、手法操作、诸症治法等等。鉴于此书在“推拿三字经”各传本中图文内容最为丰富和完整，且有影印本正式出版，所以我们选定《徐谦光推拿全集》影印本为底本。

三、点校说明

本次点校以2016年中华书局《海外中医珍善本古籍丛刊》所收录的《徐谦光推拿全集》影印本为底本。三字经内容以赵毅藏1939年竖排油印本（简称“竖油印本”）为主校本，曹仁发教授所藏《推拿小儿全书》照相本（简称“曹本”）、青岛市立中医院1958年油印的《小儿推拿三字经》横排本（简称“横油印本”）、赵毅藏1965年山东中医学院自编讲义《推拿三字经》稿本（简称“稿本”）为参校本。后半部分以赵毅藏《推拿仙术》抄本（简称《仙术》）为主校本。其他内容在系统考察《徐谦光推拿全集》文献来源的基础上，以所引文献作他校，主要参校的文献包括：明代周于蕃《小儿推拿秘诀》（简称《秘诀》）；清代骆如龙《幼科推拿秘书》（简称《秘书》）；清代夏鼎《幼科铁镜》（简称《铁镜》）；明代李宗梓《医宗必读》（简称《必读》）；清代陈士铎《石室秘录》（简称《秘录》）；明代寇平《全幼心鉴》（简称《心鉴》）；明代王肯堂《证治准绳·幼科》(简称《准绳》)；明代楼英《医学纲目》(简称《纲目》)。其他涉及的参校书籍包括《内经》《小儿推拿广意》《幼幼集成》《四诊抉微》《寿世保元》《针灸大成》等。

本书具体点校整理说明如下：

1. 本次整理以点校为主，尽量保持原书面貌。通假字及明显错别字(包括穴名、药名)等径改不注，异体字、俗异字，以通用字前后律齐。词语注释限制在最小范围内。书中所用“症”字，现大多作“证”字，不一一出注。

2. 原书为繁体字竖排本，今一律改为规范的简化字横排式。原书表示上下文的“左”“右”，径改为“上”“下”，不另出注。

3. 采用现代标点方法重新标点原文。

4. 对古今字，凡能明确其含义者，均与今字律齐，如藏与脏、府与腑，对一些不能明确其含义者，则保持原文字。

5. 全书目录，依据原书目录次序排列并以正文标题校勘统一之。

6. 对推拿三字经部分中的注文，以小一号字排。原书其他部分小号字的注文，以通用的括号内加注方式表示。

7. 原抄本及校本部分字体模糊不清，难以辨认，或缺字者，以□标示。

8. 原书目录中列出而原书最后缺损的十余幅小儿推拿操作图，据《推拿仙术》抄本补足。

目　录

抄录说明

按：此书辗转抄写，其中错字太多，余因时间急遽，原书未见，尤以医道关乎重要，不便率尔更改，是余仍依眷本抄写，未曾轻动一字。至其错讹应行改正之处，尚待明者。

民国三十九年岁次庚寅嘉平月　立生识

推拿三字经自序[1]

古者庖牺知天而八卦列，炎帝知地而百草[2]辨，轩辕知人而脏腑别、经络彰，命曰《三坟》，而《内经》其一也。班固《艺文志》曰：《内经》十八卷，《素问》九卷、《灵枢》九卷，乃其数焉。

黄帝临观八极，考建五常，以人生负阴而抱阳，食味而被[3]色，寒暑相荡，喜怒交侵，乃与岐伯、鬼臾区等，上穷天纪，下极地理，远取诸物，近取诸身，更相问难，阐发玄微[4]，垂不朽之宏[5]慈，开生民之寿域。第其理道渊深，文辞古奥[6]，非谙熟精思，鲜有得其解者。

又曰：诵而颇能解，解而未能别，别而未能明，明而未能彰，足以治群僚，不足以治侯王[7]。黄帝谓雷公曰：览观杂学，别[8]异比类，通合道理，其务明之，可以十全。若不能

---

[1] 推拿三字经自序：竖油印本作"推拿三字经序"。

[2] 百草：底本作"草"，据竖油印本及《必读·卷一》补。

[3] 被：底本作"别"，据竖油印本和《必读·卷一》改。

[4] 阐发玄微：底本无，据竖油印本和《必读·卷一》补。

[5] 宏：竖油印本和《必读·卷一》作"弘"。

[6] 奥：竖油印本和《必读·卷一》作"雅"。

[7] 侯王：底本作"王侯"，据竖油印本和《素问·著至教论》改。

[8] 别：底本误作"则"，据竖油印本、《素问·示从容论》和《必读·卷一》改。

知，为世人所怨。张长沙曰：居世之士，曾不留心[1]医术，上疗君亲，下救贫贱，中以保身，但逐荣利，企踵权豪，卒遇非常，身居死地，百年寿命，委付凡流，岂不危哉！玄晏云：人受先人之体，有六[2]尺之躯，而不知医事，此所谓游魂耳。虽有忠孝之心，慈惠之性，君父危困，赤子涂地，无以济之，此圣贤所以精思极论，尽其理也。

余究心二十载，始知合变，而及门者苦于卓也。因母不能服药，始演推拿，诸病以推，不药而愈。命书传乡，俚者不堪入目，肤者不能[3]醒心，约[4]者多所挂漏，繁者不胜流览。曩所著《微论》诸书，未尽玄指，用是不揣固陋，纂述是编。且愿同志君子，四海仁人，广为流传，则功莫大焉。友人闻而愈[5]之，命余弁其首。

山东登州府宁海州徐宗礼（字谦光，号秩堂）著[6]

---

[1] 心：竖油印本和《必读·卷一》作“神”。

[2] 六：竖油印本同，《必读·卷一》作“八”。

[3] 不能：竖油印本和《必读·自序》作“无能”。

[4] 约：底本误作“幼”，据《必读·自序》改。

[5] 愈：曹本、稿本和《必读·自序》作“俞”。通“愉”。

[6] 竖排油印本“山东”前有“光绪丁丑仲春”，丁丑年为1877年。

新编推拿三字经四字脉诀

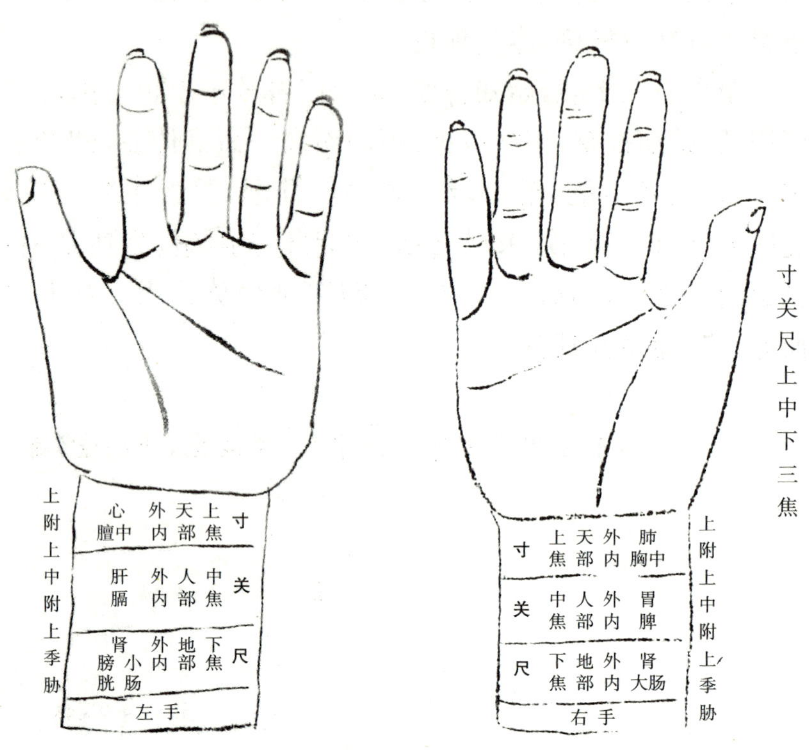

《内经》分配脏腑诊候图

医者诊脉，当用脉枕。长五寸，圆三寸，坚而硬，方可垫关部背面，以现脉象也。尺内两旁，则季胁也。尺外以候肾，尺里以候腹。中附上，左外以候肝，内以候膈；右外以候胃，内以候脾。上附上[1]，右外以候肺，内以候胸中；左外以候心，内以候膻中（时医不解）。

凡诊脉者，令人仰其手，医者覆手诊之。掌后有高骨隆起，即是关部也。先将中指取定关部，方下前后二指于尺、寸之上也。病人长则下指宜疏，病人短则下指宜密，此诊脉之法也。

此《内经》之三部候法也。腑不及胆者，寄于肝也；不及大、小肠、膀胱者，统于腹中也。至伪诀以大、小肠配于寸上，以三焦列于左尺，以命门列于右尺，及厥阴、膻中，竟置而不言，不可不为之辨，使后学者有确然而遵之法也。

夫寸主上焦，以候胸中，关主中焦，以候膈中，尺主下焦，以候腹中，此人身之定位，古今之通论也。大、小肠皆在下焦腹中，伪诀越中焦而候之寸上，有是理乎？滑伯仁见及此，以左尺主小肠、膀胱、前阴之病，可称千古只眼。前配寸上，非也。《难经》及叔和[2]、启玄，皆以三焦有名无形，已为误矣。《灵枢》曰：密理厚皮者三焦厚，粗理薄皮者三焦薄。又曰：勇士者三焦理横，怯士者其焦理纵[3]。既曰无形，何以有厚薄，何以有雾沥，何以为渎，何以有气血之别耶？且又曰：三焦出气以温肌肉、充皮肤，固已明指肌肉之内、脏

---

[1] 上：底本无，据竖油印本和《素问·脉要精微论》补。

[2] 叔和：原作"孙叔和"，"孙"字衍，据竖油印本和《内经知要》删。

[3] 怯士者其焦理纵：底本误作"恒士者其理纵"，据竖油印本和《灵枢·论勇》改。

腑之外为三焦也。《脉诀》不知其统主一身，妄列于右尺[1]，何不思之甚哉？《金匮真言》篇曰：肝、心、脾、肺、肾五脏为阴，胆、胃、大肠、小肠、三焦、膀胱六腑为阳。雷真君曰：五脏不止五，六腑不止六。皆未知六腑外，膻中亦为腑也，代君主行事。五脏外，胞胎亦为脏。上病则治心，下病则治肾。

吾因脉诀甚多，推拿只取四字：浮沉迟数，各经同治。脉为血脉，百骸贯通，大会之地，寸口朝宗。诊人之脉，令仰其掌，掌后高骨，是名关上。关前为阳，关后为阴，阳寸阴尺，先后推寻。膻中[2]与心，左寸之应；惟[3]胆与肝，左关所认；膀胱及肾，左尺为定；胸中及肺，右寸[4]昭彰；胃与脾脉，属在右关；大肠并肾，右尺班班。男子之脉，左大为顺；女子之脉，右大为顺。男尺恒虚，女尺恒盛。关前一分，人命之主，左为人迎，右为气口。神门属肾，两在关后，人无二脉，必死无救[5]。脉有七诊，曰浮中沉，上下左右，七法推寻。又有九候，即浮中沉，三部各三，合而为名。每候五十，方合于经。五脏不同，各有本脉。左寸之心，浮大而散；右寸之肺，浮涩而短；肝在左关，沉而弦长；肾在左尺，沉石而濡；右关属脾，脉象和缓；右尺相火，与心同断。若夫时令，亦有平

1 右尺：底本误作“左右尺”，据竖油印本和《必读》改。

2 膻中：《必读》作“胞络”。

3 惟：原作“为”，据竖油印本和《必读》改。

4 寸：原误作“尺”，据竖油印本改。

5 无救：竖油印本和《必读》作“不救”。

脉。春弦夏洪，秋毛冬石。四季之脉，和缓不忒。太过[1]实强，病生于外；不及虚微，病生于内。四时百病，胃气为本。凡诊病脉，平旦为准，虚静凝神，调息细审。一呼一吸，合为一息，脉来四至，平和之则。五至无疴，闰以太息。三至为迟，迟则为冷。六至为数，数即热症。转迟转冷，转数转热。迟数既明，浮沉须别。浮沉迟数，辨内外因，外因于天，内因于人。天有阴阳，风雨晦明；人喜怒忧[2]，思悲恐惊。浮表沉里，迟寒数热；浮数表热，沉数里热；浮迟表寒，沉迟冷结。（此以浮、沉、迟、数四脉，提诸脉之纲也。脉象虽多，总不外此四脉。浮主表证，沉主里证，迟为寒，数为热。浮而且数，表有热也；沉而且数，里有热也。浮而且迟，寒在表也；沉而且迟，寒在里也。[3]）

余按二十七字[4]，多有不知阴阳之分，不可不为之辨。浮阳，沉阴，迟阴，数阳，滑阳，涩阴，虚阴，实阳，长阳，短阴，洪阳，细阴，微阴，缓阴，紧阳，弦阴中阳，动阳，革阴，牢阴中阳，芤阳中阴，伏阴，散阴，濡阴，弱阴，促阳，结阴，代阴，诊曰疾脉阳。脉状繁多，未可以二十八字尽也。

雷真君曰：脉诀，《内经》已畅言之矣，王叔和又发明

---

[1] 过：底本误作“通”，据竖油印本、曹本和《必读》改。

[2] 人喜怒忧：底本、竖油印本和曹本均作“人有喜怒忧”，据《必读》改。

[3] 此以浮、沉、迟、数四脉……寒在里也：此为《四言脉诀》“浮表沉里，迟寒数热；浮数表热，沉数里热；浮迟表寒，沉迟冷结。”六句之注文。

[4] 二十七字：竖油印本作“《脉诀》共有二十七字”。

之，予又何言。虽然，尚有未备者，不可不以[1]论之。大约言愈多则旨益晦。吾独尚简要以切脉，不必纷纷于七表八里也。切脉之最要者在浮沉，其次则迟数，又其次则大小，又其次则虚实，又其次则涩滑而已。知此十法，则九人之病，不能出其范围。至于死脉，尤易观也，不过鱼虾之游、禽鸟之喙[2]、屋漏弹石、劈索水流之异也。知十法之常，即可知六法之变，又何难知人之疾病哉？《灵枢》之形容脉象，不可不为法也[3]。

张长沙曰：脉诀不必多，多则反晦。明言十法，至简至要，可以为万世法也。

愚按脉动，心怕小而沉，肝怕浮而涩，左尺怕大而缓，肺怕洪，胃怕弦，此皆贼邪也。右尺见缓为风为冷，王叔和与李士材曰：与心同断。

凡推拿者，大人诊脉，小儿验色，不可忽也。

---

[1] 以：竖油印本和《秘录》作“一”。

[2] 喙：底本和竖油印本均作“啄”，据《秘录》并参照《素问·平人气象论》改。

[3] 不可不为法也：竖油印本和《秘录》作“不可为法也”。

推拿三字经

纵有老幼虚实之分，而皆以速为要。古之推拿，皆未尽细究，故不以定数。余亲验自手，定穴事亲，一推立愈，故设之数，三万对症。病重，即三万之数，亦以能立愈；或四五万，准以愈为止，不计其数也。余尝闻俗子庸夫，背论余推数多，药不对

徐谦光 谦光乃宗礼之字也，里居曲家注，弃儒习医。

奉萱堂 伺奉老母，年高常病，未尝废离。[1]

药无缘 与药无缘，服药即吐。

推拿恙 精求推拿，古书无验。[2]

自推手[3] 每日推拿自手，切磋琢磨，气行顺逆。

辨诸恙 辨别有准，何病，何推，何拿，何数，何验。

定真穴 于是定出真穴，何病，何穴，何处，何推拿。

画图彰 画图彰列，学者细观无忽。

上疗亲 上疗君亲，下治贫贱，中以□□□为传家至宝。[4]

---

1 伺奉……废离：此句注文底本无，据竖油印本补。

2 精求推拿，古书无验：底本作“精求古书，推拿无验”，据竖油印本改。

3 手：底本作“自”，据诸本改。

4 上疗……至宝。赤子涂地……而愈：此二句注文底本、横油印本、曹本、稿本均无，据竖油印本补。

症，虽[1]少亦为害。故谓俗子庸夫，心不存救济之思，目不阅轩岐之典，规尺寸之[2]利以自肥，因而伤残于世比比然也。嗟乎！安得读书万卷挟灵奇者，与之商医事乎？

下救郎 赤子涂地，可以济之，不药而愈。[3]

推求速 推大人速而重，推小人速而轻。[4]

惟重良[5] 大人求速亦求重，强者加用，其道在学者意会。

独穴治 独穴者，一穴也。辨明何穴。[6]

有良方 良方者，立刻见效。[7]

大三万 自十六岁[8]至百岁为大，自五岁至十六岁为小。

小三千 小言三千，不可拘也，酌而用之，以愈为止。

婴三百 至三五岁为婴，至十岁为小儿。

---

1 虽：底本作“雅”，形近而误，据竖油印本改。

2 之：底本误作“三”，据《医宗必读·卷一·用药须知《内经》之法论》改。

3 上疗……至宝。赤子涂地……而愈：此二句注文底本、横油印本、曹本、稿本均无，据竖油印本补。

4 推大人……而轻：此句后诸本还有“速则气血立至”。

5 惟重良：底本作“非重良”，据曹本、横油印本、稿本改。竖油印本作“强重良”。

6 独穴者，一穴也。辨明何穴：此句底本误抄于“推求速”注文之后，据诸本移此。独穴者：底本误作“准速穴者”。

7 良方者，立刻见效：此句注文底本无，据诸本补。

8 自十六岁：原作“自在十六岁”。“在”：诸本均无，疑衍，故删。

加减良[1] 体有强弱，岁有大小，宜变化而用。

分岁数 一岁至百岁推拿必须分，亦论症耳。

轻重当 轻重在恰当之难，非推拿之难也。

从吾学 即此三字经也，与古推拿不同。[2]

验良方[3] 一穴能愈，固方之良。

宜熟读 不熟何能变化。[4]

勿心慌 心不在焉，必乱用也。[5]

治急病 急者时刻不容，必须断明急厥、霍乱、紧痰症[6]。

一穴良 一穴者即独穴也。

大数万 大人病重万数见轻，数万能愈，不必拘，以愈为止。

---

1 婴三百，加减良：这两句及注文底本缺失，据诸本补。

2 此句注文底本、曹本无，横油印本、稿本作"熟读精思"，据竖油印本补。

3 验良方：曹本、竖油印本作"良验方"，横油印本、稿本作"立验方"。注文"一穴能愈，固方之良"底本无，据诸本补。

4 不熟何能变化：此句注文底本无，据曹本、横油印本、稿本等补。

5 心不在焉，必乱用也：此句注文据竖油印本补，其余诸本均无注。

6 紧痰症：竖油印本作"紧痰等症"，其余诸本作"紧急等症"。

余定独穴抵药论[1]，分阴阳为水火两治汤，推三关为参附汤，推六腑为清凉散，天河水为抑心安心丹[2]，运八卦为调中益气汤，内劳宫为高丽清心丸，补脾土为六君子汤，揉板门为阴阳霍乱汤，清胃穴为定胃汤，平肝为逍遥散，

立愈恙 推对穴者立愈。[3]

幼婴者 不至三岁为幼婴。

加减量 照岁照病加减。[4]

治缓症 缓者日久，或歉症，或痨伤，或外感内伤。[5]

各穴量 量明各穴。[6]

虚冷补 虚冷者为歉，乃气亏，当补；热嗽者为劳，乃血亏，当清补[7]。

热清当 冷热二字不能尽言，凡病者非冷即[8]热。

大察脉 大人察看脉色，色是何色，在何脏腑，脉主何症，与色同否。

理宜详 色脉理详真切，方可治之，不可忽也。望问闻切，寓此二句。

---

1 论：曹本作“房”，稿本作“方”。

2 抑心安心丹：曹本、稿本作“安心丹”。

3 推对穴者立愈：此注文底本无，据曹本、横油印本、稿本补。竖油印本作“推若对穴，多推立愈。”

4 照岁照病加减：此注文底本无，据曹本、横油印本、稿本补。竖油印本作“分岁分病，量明加减。”

5 缓者日久……或外感内伤：此句注文底本无，据诸本补。

6 量明各穴：此句注文底本无，据曹本、横油印本、稿本补。

7 清补：竖油印本作“清”。

8 即：底本无，据诸本补。

泻大肠为承气汤，又若清补小肠[1]为五苓散，清补心为天王补心丹，清肺为养阴[2]救燥汤，补肾水为六味地黄汤，清小肠为导赤散，揉二人上马为八味地黄丸，外劳宫为逐寒返魂汤，一窝风为荡寒汤，揉五指节为化冲丹[3]，拿列缺穴为回生

浮沉者 浮主表症，轻手可得；沉主里症，推筋着骨。再辨何症。[4]

表里恙 表病脉浮，里症脉沉。恙者病也，上中下三焦辨也[5]。

冷热症 冷者脉三至，热者脉六至，有外因内因之辨也。

迟数详[6] 言脉一呼一吸，三至为迟，迟为冷伤；六至为数，数为热伤，浮中沉取辨症[7]。

辨内外 外因于天，内因于人，内外两伤者，于病皆有冷热。

推无恙 辨明何症，表里分清，冷热看准，推则立愈。

虚与实 虚实者，脉也。读《脉诀》即知此二字，脉法不能尽言。[8]

仔细详 此句不可忽也。[9]

字廿七 《脉诀》王叔和曰廿七字，李士材曰不止，乃分阴阳病耳。

---

1 小肠：曹本、稿本作“大肠”。

2 养阴：曹本、稿本作“养肺”。

3 一窝风为荡寒汤，揉五指节为化冲丹：曹本、稿本均无。

4 再辨何症：此四字竖油印本同，曹本、横油印本、稿本皆无。

5 辨也：竖油印本作“辨之”。

6 冷热症，迟数详：诸本作“迟数者，冷热伤”。

7 辨症：据曹本、横油印本、稿本作“辨何症”。

8 虚实者……脉法不能尽言：此句注文底本无，据诸本补。竖油印本“脉也”后尚有“病也”。

9 此句不可忽也：此句注文底本无，据诸本补。

饮[1]，天门入虎口为顺气丸，阳池穴为四神散[2]，五经穴为大圣散，四横纹为顺气和中汤，后溪穴为人参利膈丸[3]，男右六腑为八味顺气散，女右三关[4]为苏合香丸。穴形广多，在医者变化。凡独穴为君，兼字为使，随病症配用，为君臣佐使，与用药同。治病万端，不能枚举。学者苟

脉诀讲 《脉诀》虽廿七字，何症何脉，亦有脉症不应[5]，不能口传。

明四字 何四字？叔和曰廿七字，此曰四字，即浮沉迟数，乃脉中之纲领也。

治诸恙 诸病不能外于四字，故言治诸恙也。

小婴儿 小儿与婴儿若诊脉，只一指脉，诊其迟数[6]，数热迟寒。

看印堂 诊脉不如看印堂之验也。印堂穴看后图注。

五色纹 印堂穴用水洗净观之，分五色也，红青黑白黄，何色分何病。

细心详 必须仔细详察。

色红者 南方丙丁火，其色红，眼之中间精明穴之上辨之，色红者心与肺同热，色紫热之甚也。凡红筋不论横直皆然[7]。

---

1 回生饮：曹本、稿本作“回生散”。

2 四神散：曹本、稿本作“四神丸”。

3 为人参利膈丸：为，底本原缺，据曹本、稿本补。膈，曹本、稿本作“肠”。

4 右三关：稿本同。曹本作“左三关”。

5 不应：原作“不验应”，诸本无验，疑衍，故删之。

6 诊其迟数：底本作“论其数”，据诸本改；寒：底本作“阴”，据诸本改。

7 皆然：底本作“然”，据竖油印本补。

能潜思默会，豁然贯通，是余所厚望也夫。

心肺恙 心为肺之母也，凡有红筋红色[1]，皆心肺之热也，必辨明为要。

俱热症 虽脉迟寒数热，而数之中，浮风、沉寒、缓湿、涩邪、滑痰而已矣。哭有止歇者，乃痛[2]也。

清则良 热则清之，实则泻之，虚则补之。

清何处 看印堂之五色纹脉应[3]何字，当清何穴[4]，阴阳辨明勿讹。

心肺当 清心清肺乃应当之理，清心以天河水代之。

退六腑 倘色紫乃热之甚也，必须大清其六腑穴也。[5]

即去恙 推验，以愈为止。

色青者 东方甲乙木，其色青，现于山根乃肝热也。直者风上行，横者风下行也。

肝风强[6] 若色青甚，乃肝风强也。

清补宜[7] 清补者，必须辨明虚实[8]，虚则补之，实则清之，补肾即补肝也。

---

1 红色：底本无"红"，据诸本补。

2 痛：竖油印本作"腹痛"。

3 应：底本作"症"，据诸本改。

4 何穴：底本作"何字"，据竖油印本、横油印本、稿本改。

5 竖油印本此后有"男儿推左手，女子推拿三关。"

6 强：竖油印本同，其余诸本经文和注文均作"张"。

7 清补宜：曹本、横油印本、稿本作"清则补"。

8 虚实：原无，据曹本、横油印本、稿本补。

自无恙 清补得宜，自然无恙。

平肝木 肝为将军之官，可平不可补，虚则补其母。

补肾脏 肾为肝之母，水生木[1]也，耳乃肾之窍也。

色黑者 北方壬癸水，其色黑。色黑者，乃风甚而肾中有寒也，不必有黑筋耳。

风肾寒 风入肾经，其色必黑，而必寒也。

揉二马 此穴为[2]八味地黄丸，大补肾中水火而去寒也。

清补良 若上火下寒，必清上暖下。

列缺穴 诸风诸惊必须拿列缺，若肾寒久拿出汗，而风即散也。

亦相当 列缺穴寒火能解，乃亦相当。

色白者 西方庚辛金，其色白，在五行为肺，为肾之母也，为脾之子也。

肺有痰 印堂色白，乃肺有痰也。

揉二马 此穴乃属肾经，先揉此取热。

合阴阳 自阴阳处向内合之，而阴阳和也。

---

[1] 木：底本误作“母”，据诸本改。

[2] 为：诸本作“如”。

天河水 天河水穴，善能清上焦之热，重推痰即散也。

立愈恙 推之恰当，故立愈也。

色黄者 中央戊己土，其色黄，故印堂黄皮为脾胃之症。

脾胃伤 小儿只有脾胃之症，瓜果时食，必伤脾胃，久则皆伤。

若泻肚 脾胃虚而泻，久[1]则必积，小儿十有九虚，盖精血未全也。

推大肠 大肠，肺之腑也，在食指外侧上节。

一穴愈 一穴即愈，不用二穴，乃吾之验法也。

来往忙 虽一穴即愈，必须来回多推，内有妙理耳。

言五色 上言五色即五行也，火木土金水，即心肝脾肺肾也。

兼脾良 脾为心之子也，俱兼脾为良，小儿无不伤脾也。

曲大指 大指属脾经，若补必须曲也。

补脾方 脾为万物之母，乃后天也，主转运食水。

内推补 曲指向内推为补。脾[2]者土也，能生万物。无积不可泻。

---

[1] 久：底本误作“火”，据诸本改。

[2] 脾：原缺，据诸本补。

外泻详[3] 直向外为泻，来回为清补。诸症意会。

大便闭 若肠燥，脾气不行，兼有滞积，大肠，肺之腑也。

外泻良 直伸大指向外推为泻脾也，火旺者泻之。

泻大肠 大肠与肺相表里，肠结乃肺燥也，大肠亦燥，而脾为肺之母，亦必燥，故泻之。

立去恙 脾肺乃母子也，若燥，泻之则立愈。

兼补肾 肾为先天，人生之根蒂也，先天后天皆实则无病也。

愈无伤[4] 故兼推此，愈则无伤，而根深蒂固矣。

称仙手，观者留意，尤[1]因定独穴[2]数多之验，手到病除，非谬言也。

称仙手 言其定穴之验，起死回生。友云：仙手，以独穴也[5]。

徐秩堂[6] 秩堂乃宗礼之号[7]也。

若腹痛 腹痛，非寒则热也。

窝风良 窝风即一窝风穴，能治寒气。

---

[1] 尤：竖油印本作“又”。

[2] 独穴：底本作“穴”，据竖油印本补。

[3] 详：底本作“祥”，据诸本改。

[4] 伤：诸本作“恙”。据注文应从底本。

[5] 仙手，以独穴也：竖油印本作“仙手也，独穴也”。

[6] 称仙手，徐秩堂：此两句及注文曹本、横油印本、稿本皆无。

[7] 号：底本作“字”，据竖油印本和本书自序改。

余定一万数，仿药一两重，推一穴[1]，如服药一剂。必须辨明何症应推何穴，无不愈也。今见时师，腹无藏墨[2]，诡言神授，目不识丁，假托秘传。望问闻切，不解四字，不辨阴阳虚实，不论何症，概是一路推法。贪得无知，轻忽人命，妄谓人愚我明。动手推拿，数日数月，轻病言重，重病言死，诡信乡愚，推死皆言其灵，不死俱曰其验。天乎，天乎！

数在万 窝风之穴，专治下寒，岂止腹痛而已乎？

立无恙 轻寒一万数，重寒数万立愈。

流清涕 凡流清涕者，无不因风寒而得。

风感伤 此为外因于天，而内不伤、外[3]不感也。

蜂入洞 蜂入洞，即黄蜂入洞，用二指旋转，如蜂入洞之式。

鼻孔强 鼻乃肺之窍，位居于脾，旋转能去寒风，肺火忌用。

若洗皂 用食中二指，如洗皂。

鼻两旁 洗皂在鼻之两旁。

向下推 曲食中二指，向下推之。

和五脏 和五脏之气，小儿用此。

女不用 女人不用此穴，因粉面，即自推亦不可也。

八卦良 不用洗皂之穴，运八卦亦和五脏。

古列穴 上古列穴广多，极其杂乱，故不验也。

---

[1] 一穴：底本作“一万穴”，据竖油印本改。

[2] 墨：底本作“黑”，据《必读》卷一改。

[3] 外：竖油印本作“但”。

吾裁闲 吾将不用之穴，全行裁去。

旨益多 上古推拿，书多穴广，学者习后无验[2]。

而益晦[3] 古书旨多，今学益晦。

此穴固大肠，利小便，泻痢能止。古之治痢泻诸疾[1]，各穴配用。庸夫反佐杂施，推死为止。余定独穴，以愈为止，故数不厌多，谨附诸以俟病者之验。

若泻痢 若泻肚、痢疾二症，古书各穴配用杂乱。

推大肠 余定一穴，其验如神。

食指侧 食指外侧乃大肠真穴。

上节上 食指外侧上节上，穴如豆粒大。

来回者，清补也。

来回推 平力来回推之，数在病之轻重分之。

数万良 病重者，数在数万，准以愈为止。

牙痛者 牙乃骨之余，骨乃髓之府，水不生肝木，龙雷必相沸[4]。

骨髓伤 劳作[5]房事者，其牙必痛，必早去齿。

揉二马 此穴为八味地黄丸，大补肾中水火，而龙雷藏矣。

---

1 古之治痢泻诸疾：竖油印本作"古之推拿，治麻痢泻诸疾"。

2 学者习后无验：底本作"学者习从无无验"。"从"（従），当为"后"（後）之形近而误。"无无"，据竖油印本删一字。

3 古列穴……而益晦：此四句及注文曹本、横油印本、稿本均无。

4 相沸：竖油印本、曹本、稿本作"上沸"。

5 劳作：曹本、横油印本、稿本作"劳于"。

数万良 凡治下元，如用药同，少则不验，必须多推。

补肾水 补水以生木，而龙火必藏窟宅。

更言强 故曰强[1]。此治虚火炎上。

推二穴 若推二马、肾水二穴不验，愈痛[2]，乃实火也，重推六腑，以愈为止。

勿厌长[3] 勿厌穴之多也，而虚实必须分也。

治伤寒 伤寒汗出即解，俱自感冒而起，久则传经。

拿列缺 重拿此穴，毛孔全开，力拿双手亦可。

出大汗 用力久拿，必出大汗，自头至足，方可为佳。

立无恙 立刻豁然无病。

受惊吓 小儿倘受惊吓，先掐五指节里外，节节掐七下[4]。

拿此良 然后拿此穴，必愈[5]。

---

1 故曰强：竖油印本作“故曰更强”。

2 不验，愈痛：底本作“不愈痛”，据诸本补。

3 揉二马……勿厌长：此六句曹本、横油印本、稿本只有四句，作“揉二马，补肾水，推二穴，数万良”。

4 节节掐七下：掐，底本作“卡”，据竖油印本改。七下，底本作“五七十下”，据诸本改。

5 必愈：诸本作“即愈”。

不醒事 大小老人，倘不醒人事[1]，或赶办寿衣，或穿衣不及，拿此可留半刻。

亦此方 目闭口紧，病势重危[2]，肺[3]不绝者，拿此必活。

或感冒 感冒，伤寒、伤风、伤汗[4]，或加气伤寒，一切外感[5]。

急慢恙 急惊、慢惊、诸风等症。

非此穴 非此列缺之穴，不能爽快，故称仙手，即此穴也。

不能良 或邪祟鬼物诸症，非此穴不能良[6]也。

凡出汗 或拿出汗，或自汗[7]，或盗汗。

忌风扬 无不忌风扬也，令其自干为要。

脏腑癥结之法，以一人按其小腹揉之，

霍乱病 霍乱有三症也，阴泻，阳吐，阴阳者上吐下泻也，必须[8]分明治法。

---

1 人事：原作“事”，据诸本补。

2 病势重危：竖油印本作“堪可归阴”，曹本、横油印本、稿本作“方归阴”。

3 肺：诸本作“脉”。

4 伤汗：底本作“伤寒”，据诸本改。

5 一切外感：曹本、横油印本、稿本此后还有一句“水肿串症”。

6 良：曹本、横油印本、稿本作“愈”。

7 自汗：底本作“止汗”，据竖油印本改。曹本、横油印本、稿本作“自出汗”。

8 必须：底本误作“必治”，据诸本改。

不可缓，不可急，不可轻，不可重，最难之事，总[1]以中和为主，揉之数千下乃止。觉腹滚热，乃自家心中[2]注定病，微微漱口中之津，送下丹田气海，七次乃止。如是七日，癥结乃消。屡试屡验。

暑秋伤 此症俱在暑后秋前，乃中暑气，又中寒气，因此病者多[3]。

若上吐 上吐者乃阳霍乱也，乃受暑过重，下元亏者，必上吐也，而脾气不下行矣。

清胃良 胃之一穴，自古无论，余定此穴[4]。

大指根 大指二节之下平肉，属脾经[5]，看后图自明。

震艮连 震艮，言八卦之方位也，在平肉外。

黄白皮 外黄内白之皮，自艮向外为清，至大指二节根止。

真穴详 黄白皮，乃胃之真穴也。

凡吐者 凡吐者，俱用此穴，向外清，岂止[6]霍乱而已哉。

俱此方 凡吐者俱脾胃之气[7]上逆而不下行，故作呕吐。

向外清[8] 凡清则气下降，补则气上升矣。余亲验之。

---

[1] 总：原作"终"，据《秘录》摩治法改。

[2] 心中：原作"口中"，据《秘录》摩治法改。

[3] 因此病者多：底本、曹本、横油印本、稿本均作"因房事者多"。据竖油印本改。

[4] 余定此穴：竖油印本作"余新定此"，余本作"余新定之"。

[5] 脾经：横油印本、稿本作"胃经"。

[6] 岂止：曹本、横油印本、稿本作"不但"。

[7] 脾胃之气：竖油印本作"胃之气"。

[8] 清：曹本、横油印本、稿本作"推"。

立愈恙 脾胃之气下降而不上逆[1]，故能立愈。

倘泻肚 泻[2]者阴霍乱也，乃暑轻而寒重也。

仍大肠 仍来回清补大肠，利小便而止大便，立愈。

吐并泻 吐并泻，乃阴阳之霍乱也，冷热之气与脏腑不和，故上吐下泻。

板门良 板门穴亦属脾也，脾虚作泻，胃虚作吐[3]，此穴能运达[4]上下之气。

揉数万 因病轻重而分数之多寡也。

立愈恙 一穴重揉而立刻即愈也，此为急病。

进饮食 板门之穴属脾经，又能运达[4]上下之气，故能进饮食。

亦称良 岂止治上吐下泻而已乎，心口痛亦此穴也。

瘟疫者 瘟疫伤寒两途。脉细而数，传染于人，虽汗不解[5]，为瘟疫。

---

[1] 逆：诸本均作“返”。

[2] 泻：诸本均作“泻肚”。

[3] 吐：诸本均作“呕”。

[4] 运达：竖油印本作“通达”。

[5] 虽汗不解：竖油印本作“虽汗不能解”，横油印本、稿本作“虽汗不解热”，曹本与底本同。

上午阳，下午阴，分虚实火也。虚火宜补，实火宜清。天地之道，不外阴阳，人身之病，又何能离[1]阴阳也。《内经》云：实火六腑，虚火二马。概如此也。

肿脖项 疫毒[2]结于项间，气不能出入，至重之候也。

上午重 自寅至申，行阳二十五度，若病重，乃属阳，在气分也。

六腑当 重推左六腑[3]，以愈为止。此穴大凉去火。

下午重 自酉至丑，行阴二十五度，若病重，乃属阴，在血分也。

二马良 重揉二人上马，以愈为止。此穴大热去寒。

兼六腑 兼六腑之穴，乃定时有头尾[4]，阴阳兼者，在学者之意会变通。

立消亡 子阴午阳，二时分清，治病如神[5]。

分男女 倘[6]分男女之手，遵古言之也。

左右手 必须男用左手女用右手之分也。

男六腑 男六腑，乃言左手向下退，看后图即明。

女三关 女三关，乃言右手向上推，看后图即明。

---

[1] 离：原作"辨"，据竖油印本改。

[2] 疫毒：竖油印本作"瘟毒"，曹本、横油印本、稿本作"瘟疫"。

[3] 左六腑：曹本、横油印本、稿本作"六腑"。

[4] 有头尾：曹本、横油印本、稿本作"有头无尾"。

[5] 如神：竖油印本作"如神立愈也"，曹本、横油印本、稿本作"立愈"。

[6] 倘：曹本、横油印本、稿本作"当"。

此二穴 言此左右手之一上一下二穴，去病同。

俱属凉 左右六腑、三关相反而穴同，乃分阴阳也。[1]

男女逆 男女逆，乃左右手穴之相反也，乃[2]阴阳之不同也。

左右详 左手右手之穴，必须详察真实为要。

脱肛者 肛门脱者，乃肺虚下陷，阴寒元气不足之症。

肺虚恙 肺与大肠相表里，肺虚乃气虚也。

补脾土 胃为肾之关，脾为肾之海，故阴寒乃肾寒也，脾土不能生肺金，故当补之。

二马良 二马穴专治阴寒而补肾水，下寒能解。

补肾水 补肾水能生肝木而不克脾土，土健而肺金生矣。

推大肠 大肠，肺之腑也[3]。

来回推 来回推大肠之穴，能固大肠，利小便，和血顺气，故痢泻脱肛皆治。

久去恙 久者言其数之多也，非顷刻能愈也。

---

1 乃分阴阳也：此注文后竖油印本还有一句："属凉者，男退六腑凉，女推三关凉。"

2 乃：底本无，据诸本补。

3 肺之腑也：此句注文后竖油印本有"而不能升提，故下陷矣"，曹本、横油印本、稿本无"故"。

或疹瘖 疹出于腑，瘖生[1]于脏。瘖主气分用人参，疹主血分用当归，便[2]去毒火。

肿脖项 疹瘖结于项间，必须男退左六腑，女推右三关，以愈为止。

仍照上 仍照上瘟疫结毒于项也，有阴阳虚实之分也。

午别恙 自午时上下昼夜分别，其症阴中阳，阳中阴，必须辨明。

诸疮肿 诸疮之毒，亦有阴阳之分。阳清阴补，半阴半阳，兼清补也。

照此详 照[3]昼夜子午时定阴阳也，再分兼字即明矣。

凡病者 凡得病之人，无论老少，无论何症，必须辨何穴。

传伊方 明者即传他推法、穴处，告知明白，阴骘[4]无量。

自推自 教他自推自手，或年轻妇女，或师尼、寡妇，医避嫌疑。

并去恙 并且一样去病。不能自推者，教[5]妇推妇也，亦必公正，明者教之[6]。

---

1 生：诸本作“出”。

2 便：底本作“兼”，竖油印本作“辨”，此据曹本、横油印本、稿本改。

3 照：底本和竖油印本作“诸照”，据曹本、横油印本、稿本删“诸”。

4 阴骘(zhì)：默默行善的德行。亦称为“阴德”“阴功”。

5 教：竖油印本无。

6 亦必公正，明者教之：竖油印本作“亦必公正明白者教之”。

比旁推[2] 如能自推者，比旁人推更验，话长纸短，非一言之能语也。

更见强 更见强者，补之不愈即清，清之不愈即补，变化得宜。

因妇女 因其妇女无瓜无果，动手推推拿拿[3]，非所宜也。

故言良[4] 自推言良，因妇女也[5]。得吾书者，如[6]起邪念，必遭天诛。

虚喘嗽[7] 此症乃肾虚而肺亦虚也，而脾土亦虚，不能制水，痰涎汗出不止矣。

二马良 肾虚下元必寒，故君二马，乃八味地黄丸也。

兼清肺 肺虚而气必逆，必须清之，因呼虚吸满也。

兼脾良 补土即补金，虚则补其母也。

小便闭 小便闭结，乃膀胱气化不行而肾水亏也。

清膀胱 清膀胱以开瘀滞之气。

补肾水 肾水得补，气壮能出，胞胎之脉以行，而心肾交矣。

手足疼痛者，以一人抱住身子，以两人将两腿夹住左右足二条，轻轻捶之千数，觉两足少快。然后执其三里之间，少为伸之者七次，放足，执其两手捻之者千下而后已。左右手各如是。一日[1]之间，而手足之疼者可已。

---

[1] 一日：原作“一月”，据《秘录》改。

[2] 比：底本作“者”，当为“比”的行草字形近而误，据竖油印本改。

[3] 推推拿拿：竖油印本作“推之拿之”。

[4] 凡病者……故言良：此八句经文及注文，曹本、横油印本、稿本均无。

[5] 也：底本无，据竖油印本补。

[6] 如：底本无，据竖油印本补。

[7] 嗽：横油印本作“咳”。

清小肠 小肠，心之腑也，心气一动，肾气乃[1]行，化物出焉[2]。

食指侧 食指侧乃大肠穴也，广肠传脊[3]，以受回肠，乃出滓秽之路。

推大肠 直肠又广肠之末节，下连肛门，总皆大肠也。

尤来回 小肠下口至是而渗别[4]清浊，水液渗入膀胱，滓秽流入大肠，来回推能分释[5]也[6]。

轻重当 轻重乃平力，不可大小[7]，恰当而已矣。

若有腕痛者，左右旋揉痛处数千下，立已。必须数日也。心下痞块，亦如此治，能进饮食耳。

倘生疮 倘上中下三焦生疮。[8]

辨阴阳 必须辨明阴阳之候。

阴者补 阴症者当补，自酉至丑而痛甚为阴。

---

[1] 乃：诸本作“一”。

[2] 化物出焉：底本误作“物化出焉”，据诸本和《素问·灵兰秘典论》改。

[3] 脊：底本误作“接”，据诸本和《灵枢·肠胃》改。

[4] 渗别：竖油印本作“泌别”，曹本、横油印本、稿本皆作“别”。

[5] 分释：曹本、横油印本、稿本作“分辨”。

[6] 也：原作“矣”，据诸本改。

[7] 不可大小：曹本、横油印本、稿本作“不大不小”。

[8] 倘上中下三焦生疮：底本作“阴(阳)症者当补，自酉至丑而痛甚者为阴(阳)”，乃下文“阴者补”注文之重复。诸本皆作“倘上中下三焦生疮”，从之。

阳清当

阳症者当清，自寅至申而痛甚者为阳。

颈项强直乃风也，以一人抱住下身，以一人手拳[1]而摇之，至数千下放手，按风门之穴，久之则其中酸痛乃止；病人乃自坐起，口中微微咽津，送下丹田者，七次而后已，一[2]日即痊。

紫陷阴

凡生疮，平塌白色紫而陷者为阴，不痛而木也。[3]

红高阳

疮色红而高肿，烦痛者，为阳也。

虚歉者

虚歉冷寒者，乃阴毒盛也，不能外越。

先补强

先补为佳，使邪外出，而不盘踞于内。

诸疮症

或纯阴，或半阴，俱先补为妥[4]。

兼清良

补后随清，而阴邪祛矣。

疮初起

疮之初起，不分阴阳，乃气血之凝滞也。

揉患上

重揉疮顶之上，不怕碗大之疮。

疮肿气血凝滞，左旋开气，右旋开血，气血顺行，立刻消亡。

左右旋

左旋一百，右旋一百，以疮[5]无形，不拘[6]其数也。

立消亡

立刻消灭无形，而脓血成[7]者，不可为也。

---

[1] 拳：原作“持”，据《秘录》改。

[2] 一：原缺，据《秘录》补。

[3] 不痛而木也：曹本、横油印本、稿本皆无。木，底本字迹不清，从竖油印本。

[4] 妥：诸本作“要”。

[5] 疮：曹本作“疢”，竖油印本、稿本作“皮”。

[6] 不拘：诸本作“不可拘”。

[7] 成：曹本、横油印本、稿本作“盛”。

事父母能竭其力，惟推拿也。看心精习，诸病无忧，不敢[1]言孝，可谓尽人子之心也。

凡孝亲 凡孝父母之人，无不尽心细究。亲病者，吾心痛[2]也。

学吾方 学吾推拿之方，有煎药时，病早愈矣。

治诸病 治诸之病，手到病除，不及忧矣。[3]

无不良[4] 奇异之病，辨明气分血分所主，一推即愈。

胸膈闷 肝在膈下，肺在膈上，胸肺相连。五脏之气不调，必胸膈皆闷也。

八卦详 八卦主运动，调和五脏之气。

男女逆 凡运八卦，男左掌顺运[5]，女右掌逆运。

左右手 男女异运，分左右手掌[6]也。

运八卦 自左手乾起兑止为一运，女右反也，故为逆。

离宫轻 离宫南方丙丁火也，指按轻过，心火不可动也。

痰壅喘 痰壅滞而喘，乃气血之不和也。

横纹上 重揉四横纹，和血顺气而喘止也。

---

[1] 不敢：原作“不敬”，据竖油印本改。

[2] 痛：竖横油印本作“病”。

[3] 治诸之病……不及忧矣：底本无，据竖横油印本补。

[4] 凡孝亲……无不良：此四句及注文曹本、横油印本、稿本皆无。

[5] 运：底本无，据诸本补。

[6] 手掌：曹本、横油印本、稿本作“手”。

左右揉 古书左右分四六之数，而吾定左右平数，乃气血不可偏也，仍[1]为歉矣。

久去恙 凡虚症日久，非立刻能愈也，必须次数多。

治歉症 气亏为歉，血亏为痨，不嗽不为痨也。

并痨伤 痨在五脏，故曰五痨，乃五内枯涸也。

歉弱者 歉者气亏而弱，气力故不足之甚也。

气血伤 气亏作冷，血亏作热。

辨此症 辨气血之症脉，看准与不准，以观其形，乃"望"字也。

在衣裳 以[2]衣裳辨之即知，亦不用"问"字。

虚实者，虚证如家贫，室内空空，锱铢累积，非旦夕间事，故无速法。实证如寇盗在家，开门急逐，贼去即安，故无缓法。以上诸法，举一为例，余可类推。

人着夹[3] 人皆穿夹衣之时，他冷难堪，乃气亏极也。

伊着棉 即穿棉衣亦冷甚也，故气为阳[4]。

亦咳嗽 咳嗽不已，伤于痨症[5]，亦名歉痨，乃气血全亏。

名七伤 此等症乃七情所伤也，不可不详。

目红流泪不止，或老年眼花，目红溏泪，每日闭目。用无名指（属金），自里眼角揉七次，每次三百六十数，

---

[1] 仍：原作"乃"，据诸本改。

[2] 以：底本作"乃"，据竖油印本、曹本改。

[3] 夹：曹本、横油印本、稿本作"袷"，下同。

[4] 气为阳：横油印本、稿本作"气亏为阳亏"。

[5] 伤于痨症：原作"伤于劳症"，据曹本、横油印本、稿本改。

七日即愈。余亲验过，乃金生水，金克木，而木不克土也，此亦五行生克之以辨也。吾母八十岁能引针入线。

补要多 歉者兼欠也，乃饥饱劳役所伤，必须重补。

清少良 补多清少之为佳也。

人穿夹 人穿夹衣，正对时令，不冷不热。

他穿单 他穿单衣还热。

名五劳 咳嗽无时，名曰五劳，血亏不能制气也。

肾水伤 水亏不能制火，故热而不冷矣。

分何脏 痨[1]有五，必须分明何脏，为何痨[2]也。

清补良 此须多清少补，而与病情恰当。

在学者 熟读精思。[3]

细心详 细心详察，无不能治。[4]

眼翻者 肝开窍于眼，或因怒恼，或急慢惊风，眼翻者，乃肾亏不能生木。[5]

---

[1] 痨：底本作“劳”，据诸本改。

[2] 何痨：底本作“何脏”，据诸本改。

[3] 熟读精思：底本无注文，据曹本、横油印本、稿本补。竖油印本作“学者熟读精思，变化得宜，方为仁矣”。

[4] 细心详察，无不能治：底本无注文，据诸本补。

[5] 肝开窍于眼……肾亏不能生木：底本无注文，据竖油印本补，曹本、横油印本、稿本注文略同。

上下僵 上下左右，翻而不动，而直僵也。[1]

揉二马 此穴乃八味地黄丸也，大补肾中水火。

捣天心 天心在手心下坎位正中，看后图即知。

翻上者 双眼翻上，或因病或不因病，恐不识无不因也[2]。

捣下良 捣者，打也。翻上，自小天心向下打，愈为止。

翻下者 双眼看地，为翻下也。

捣上强 自天心向上打，亦愈为止。

左捣右 左翻者捣右，向右用力打之。若对眼者，向两旁打之。

右捣左 右翻者向左打之。向两旁翻者，两旁向天心打之。

阳池穴 阳池穴属阳，在[3]手背腕下寸余窝内，看后图。

头痛良 头痛者，左右旋，以愈为止。

风头痛 因风触头痛者，乃外感风寒，而太阳太阴疼也。

---

[1] 上下左右……而直僵也：底本无注文，据竖油印本和曹本补，横油印本、稿本注文略同。

[2] 恐不识无不因也：竖油印本同。曹本作“恐不识其无因病也”，横油印本、稿本无“其”。

[3] 在：底本误作“左”，据诸本改。

蜂入洞 即黄蜂入洞法也。[1]

左右旋 左右旋转，不必拘数。

立无恙 立刻无病也。[2]

天河水 天河水穴乃通心，膻中心火旺极，此穴能清心火，舌乃心之苗。

口生疮 口生疮，乃心脾子母火也，故天河水应之。

遍身热 脾主肉，心主火。身热，心脾火旺，应清补脾，天河水为主[3]。

多推良 凡推拿各穴，见愈之穴，以愈为止[4]，故多推为良。

中气风 中气风，皆因内伤而外感风邪，气虚则痰生也。

男女逆 逆推者，乃男用右手，女用左手也。

右六腑 右六腑，乃右手六腑之穴，属热，去风开郁去痰。

中气风，即中气中风中痰，口眼歪斜，半身不遂，不能言语等症。推拿准三万数，立愈。不可妄为加减。

---

1 即黄蜂入洞法也：本句注文，竖油印本、曹本作“仍同前，看后图”，横油印本、稿本略同。

2 立刻无病也：底本无注文，据竖油印本补，曹本、横油印本、稿本作“立刻去病也”。

3 为主：底本作“代之”。据竖油印本改。曹本、横油印本、稿本误作“痏主”。

4 见愈之穴，以愈为止：竖油印本无“见愈之穴”，曹本、横油印本、稿本无“以愈为止”。

天师曰：口眼歪斜[1]之法，令一人抱住身子，又一人扼[2]住不歪斜耳轮。又令一人摩其歪斜之处，至数百下，面上火热而后[3]已，少顷口眼[4]如故矣。

男用良 推则至效，立愈无犯。[5]

左三关 左手[6]三关属热，去风开郁去痰，必须逆用。

女用强 故曰男女逆用为良强[7]也。

独穴疗 凡言独穴即一穴也，不可用二穴，用二穴则有害，为扯拉也。

数三万 凡独穴必须推三万数，少则不验。

多穴推 若病杂而穴必须多，应推何穴为君臣佐使，分明为要。

约三万 虽三万之数为准，缓症非一次，而中风必须一次即愈。

遵吾法 诸症俱遵吾之推法即愈，不可妄为加减。

无不良 诸症必愈[8]，不可妄为。

遍身潮 遍身潮热而不发滑，乃汗脉动也。

---

[1] 斜：原无，据《秘录》补。

[2] 扼：原作“抱”，据《秘录》改。

[3] 而后：原本残缺，据《秘录》补。

[4] 眼：原本残缺，据《秘录》补。本段出《秘录》，竖油印本无。

[5] 推则至效，立愈无犯：原无注文，据曹本、横油印本、稿本补。“至效”，竖油印本作“至数”。

[6] 左手：底本作“左”，据诸本改。

[7] 良强：底本作“良”，据诸本改。

[8] 必愈：底本误作“必须”，据竖油印本改。曹本、横油印本、稿本作“能愈”。

分阴阳 以我两大指分其阴阳，穴看后图即明。

拿列缺 重拿其列缺之穴，穴看后图，诸穴看必须仔细。

汗出良 汗出即愈，何用乱推，勿学今师。

五经穴 即五指根纹，来回推之，开脏腑寒火，而腹中和平。

肚胀良 故肚胀能愈。[1]

水入土 运水入土，看后图。水者肾水也，土者脾土也。

不化谷 五谷不化，运水入土，则土气不下陷矣。

土入水 运土入水，看后图。土者脾土也，水者肾水也。

肝木旺 肝木旺极，必来克土，故运之则补土，而木不能[2]克也。

小腹寒 小腹寒，乃受寒风冷气，小腹痛也。

外劳宫 此穴属热，能去寒风冷气，穴看后图。

左右旋 曲小指左右平数旋转，无偏为要。

久揉良 久揉者多数多次，不必止三万也。

嘴唇裂 脾开窍于唇，而裂或肿或痛，或口里外生疮。

---

[1] 故肚胀能愈：底本无注文，据诸本补。

[2] 不能：诸本作“不敢”。

脾火伤 乃脾火太盛[1]而受伤也。

眼胞肿[2] 上眼皮属脾，下眼皮属胃，胞肿乃脾胃火旺。

脾胃恙 虽脾胃之火亦分色也，白寒，红火，黑水亏乃虚肿，青木克土，黄湿。

清补脾 以上症，非寒则热，非实[3]则虚，故定清补之法。口歪眼斜亦愈。

俱去恙 故曰俱去恙也。

向内补 向内推为补，因虚症也，各穴皆如此也。必须验明虚实寒热。

向外清 向外推为清，因实症也，各穴皆如此也。

来回推 凡穴来回者，和血顺气，虚实皆治。

清补双 故曰清补为双治。

凡学者 凡学此书者，必须尽心细观，不可忽也。

意会方 心思其语，意会其方，变化无穷也。

加减推 凡症当加则加，当减则减，必须详察虚实冷热为要。

---

1 脾火太盛：原作“脾太盛”，据诸本补。

2 眼胞肿：原作“眼泡肿”，据注文和诸本改。

3 实：底本误作“寒”，据诸本改。

身歉壮 人身气血歉壮，症之轻重，数之多寡，非一也。

虚补母 肾为肝之母，肝虚则补肾水，此为虚[2]则补其母也。

实泻子 心为肝之子，肝实则泻心火，此为实则泻其子也[3]。

曰五行 五行所生，肾水生肝木，肝木生心火，心火膻火生脾胃二土[4]，二土生肺金，肺金生肾水。

生克当 五行所克，水克火，火克金，金克木，木克土，土克水，当克当生，否则病。

生我母 生我者为母，肾生肝也，肾中有火存焉。水亏肝虚，龙雷火沸，非生中有克乎？类推。

我生子 我生者为子，肝生心也。肝血亏，不生心，心火寒，非生中有克乎？旁通。

穴不误 知生中有克，克中有生，颠倒之奇，则治病自有神异之妙。

治无恙 畏生畏克之不敢，实医道之精微也。

古推书 上古推拿之书所定之穴，未分男女老幼之论也。

五行，火木土金水，配心肝脾肺肾，人尽知之。其生克，人亦尽知之。然生中有克，克中有生，生不全生，克不全克，生畏克而不敢生，克畏生而不敢克，人未尽知之也。若读过雷真人《十七论》，即可全知，非一言所能语[1]也。

---

[1] 语：竖油印本作“喻”。

[2] 虚：底本原无，据竖油印本补，曹本、横油印本、稿本作“子虚”。

[3] 此为实则泻其子也：底本原无，据诸本补，竖油印本无“实则”。

[4] 心火膻火生脾胃二土：原作“膻火脾胃二土”，据竖油印本改。曹本作“心火膻心生脾胃”。

首身足[1] 此三件男可用，女则否也。[2]

诸穴载 所注之穴，治诸所之病。

言甚良 说的甚好，今师信从。[3]

治妇女 治妇女之症，摄头拿足推身，按穴施治。

亦用乎[4] 也用吗[5]？学者思之。

执治婴 执其治婴儿之词。

无老方 却无治老人之方。

皆气血 人生一小天地，皆赖气血以生，与天地偕行者。

何两样 怎么[6]该两样？明公为我言之。

数多寡 分岁数以定推数多少。

轻重当[7] 病有轻重，岁有老少，宜酌量。

---

1 首身足：竖油印本同。曹本作“身手足”，横油印本、稿本作“身首足”。

2 注文原缺，据据曹本、横油印本、稿本补。竖油印本作“头、身子、脚，男可用。”

3 注文原无，据竖油印本补。

4 诸穴载……亦用乎：此四句及注文曹本、横油印本、稿本均无。

5 吗：底本作“磨”，当为“麽”之误。此据竖油印本改。

6 么：底本作“磨”，当为“麽”之误。此据竖油印本改。

7 当：竖油印本作“量”。

吾载穴 我载穴与古穴不同，因独穴数多之论。

不相商 不用彼此商议，传伊方也。

老少女[1] 老少妇女，自推自也。[2]

无不当 无不应当，必须教明穴数。[2]

治诸病 治诸之所病，比旁推者。[3]

共一样[4] 都是一样去病。[5]

遵古推 若遵古书推拿。[5]

男女分 男女分左右之手也。

俱左手 若俱用左手推拿。[6]

男女同 男女同穴，同病，同治，同是一样去病。

予尝试 余尝试过，并无左右之异。[7]

左右手分阴阳，非分男女也。男用右手，女用左手，却是一样去病。古书皆论左属阳为男，右属阴为女。余按皆非，左肾为血之根，右肾为气之根，左为

---

[1] 老少女：横油印本、稿本作“少老女”。

[2] 注文原无，据竖油印本补。

[3] 注文原无，据竖油印本补。“比旁推”，见上文。

[4] 治诸病，共一样：竖油印本同，余本无。

[5] 注文原无，据竖油印本补。

[6] 若俱用左手推拿：注文底本无，据竖油印本补。曹本作“若推拿左手”，横油印本、稿本作“男女俱拿左手”。

[7] 注文原无：据诸本补。

阴，右为阳，故不分男女。治曰：左阴血，右阳气，上阳气，下阴血。不知古人何讹，分左男右女之说也。

并去恙 并且一样去病，何分左男右女[1]之说也。

不明书 凡不明吾推拿之书，诡信病家，而医理何曾梦见。[2]

即与推 熟推可用，不明与谁推拿。[3]

穴不识 诸穴不识，诸病不知，何得妄言。[4]

推必殇 推必死也。是何言也，因不明耳。[2]

轻病重 不明者，轻病必推至于重。[2]

重者亡 病重者，必推之至于死。[2]

天必罚 胡推乱拿，天公必罚。招摇惑众，损吾书名。[2]

地狱殃 阳寿有损，阴报难逃，而地狱难言其殃。[2]

学精明 学的精微明白，变化得宜，奇异皆能治疗。[2]

勿丧良 天理良心勿丧，奇异之症，亦在气血之内，而不能外也。[2]

---

1 左男右女：竖油印本作"男左女右"。

2 注文原无，据竖油印本补。

3 熟推可用，不明与谁推拿：底本无注文，据竖油印本补。"与谁"原作"与隆"，据文义改。

4 诸穴不识，诸病不知，何得妄言：底本无注文，据竖油印本补。"诸穴"原作"诸病"，据正文改。

行天下 行遍天下，手到病除，亦非易也。[1]

无阻当 并无阻当之病，亦无阻当之处，皆称神手。[1]

赠匾额 光绪已卯二月初八日，亲友送吾匾，曰“接吾秋夫”四个大字。[2]

百世芳 不敢言百世之芳，可为后学者榜样。[1]

留美名 留美名，人生于世，落得芳名，传于后世，不枉阳世一造耳。[3]

古今扬 古今传扬。必须尽心精习，可美名立矣。[4]

下等者 或巧语诳人，或强辩相欺，或危言相恐，或甘言悦听，此为下等。[1]

行四方 或结纳亲知，或不邀自赴，此行四方，阿谄下流。[1]

见富者 或修好童仆，或营求上荐，望闻问切不解，动手推拿，先言重症必死。[1]

丧天良 或因感冒，拿得汗出，颇颇见效，以为功劳，而病家世世难报矣。[1]

骗人钱 今言饥荒难了，明言柴米尽无，贪得无厌。[1]

---

1 底本无注文，据竖油印本补。

2 底本无注文，据竖油印本补。光绪已卯：1879 年。

3 底本无注文，据竖油印本补。不枉：竖油印本作“不妄”，据文义改。

4 底本无注文，据竖油印本补。

无下场 推死不知，见愈求报不尽，总无下场也。[1]

吾著书 吾著此书，为世司命，岂偶然哉？[1]

因四乡 因普天之下，无城市之四乡也。[1]

无医药 无医无药之处，以待天命也。[1]

身守恙 凡有病者，能不守乎？皆言死者命也。[1]

贫苦者 贫苦之家，即于城市，医药难必。[1]

身命丧 身病命丧，岂尽天命乎？[1]

徐宗礼 字谦光，号秩堂，宁海州，连海乡，莒岛社。[1]

名四扬 名扬四海，京广求方。[1]

奉母命 谨奉母命，著此书，恤苦怜贫，免受医药之害。[1]

传给乡[2] 传给乡中，家中习从，必无疾苦。[1]

凡学者 凡学吾推拿之书者，必五常俱备之人也。[1]

心熟藏 心中必然熟藏，用则行之不误。[1]

---

[1] 底本无注文，据竖油印本补。

[2] 传给乡：原作“传继乡”，据竖油印本改。

冷与热 言其症之冷热，是外感内伤。[1]

细心详 仔细心思详察。[1]

在何腑 六腑之中，在何腑也。[1]

在何脏[2] 五脏之内，在何脏也。[1]

病新久 病是新病久病。[3]

细思详 细细思想，详察明白，方可下手。[1]

虚与实 凡病是气虚与血实，是血虚气实也。[1]

仔细量 必须仔细酌量。[1]

推应症 量准，推必应症，数多立愈。[1]

无苦恙 必无苦楚之病。[4]

天门口 此穴乃[5]天门入虎口也。

顺气血 和血顺气而气下行。

---

[1] 底本无注文，据竖油印本补。

[2] 不明书……在何脏：以上三十八句曹本、横油印本、稿本均无。

[3] 底本和曹本无注文，据竖油印本补。横油印本和稿本作“病有新久、轻重之分，看准要紧”。

[4] 底本无注文，据竖油印本补。三字经部分，曹本、横油印本、稿本至“苦无恙”结束。

[5] 乃：原无，据诸本补。

五指节 此穴和血舒筋，属肝经，凡症推穴[3]，必须节节推掐[4]。

惊吓伤 小儿惊吓，伤于肝胆，久则木克[5]土也，吐泻必现。

不计次 不计次序，言其回数之多。[6]

揉必良 或揉或掐，必能良也。[6]

腹痞积 小儿腹有痞积之症，或在左或在右。[6]

时摄良 一日无阻，时刻摄之。[7]

一百日 摄至百日为足数也。

即无恙 积开痞散，即无恙也。

上有火 上有火者，下焦必寒。[8]

下有寒 下有寒者，而上焦必有火。

小儿左胁下垂坚块，乃为痫症。痫分阴阳，乃惊生于[1]肝叶。阴阳痫症，世人不识，皆以为积痞也。推不验，摄[2]至百日即愈。大人心下块皆曰痞，谁知雷龙上沸，

---

[1] 于：底本无，据竖油印本补。

[2] 摄：捏也。

[3] 推穴：诸本作“推完”。

[4] 推掐：竖油印本作“揉掐”，余本作“掐之”。

[5] 克：底本误作“刻”，据诸本改。

[6] 注文原无，据诸本补。

[7] 注文原无，据竖油印本补。曹本、横油印本、稿本作“每日时刻摄之，则气滞化矣，水袋化矣。”

[8] 注文原无，据竖油印本补。

即气水相搏也，乃下元亏损，龙雷不藏窟宅，治以行血利气，培补根源必愈，倘以克磨[1]必毙，乃为愈虚其虚也，益积其积也[2]。此症定曰小儿[3]先天不足，大人房劳太甚，耳必有紫筋现矣。耳边紫色，无润气也。阴阳痫症，

外劳宫 此穴在手背中，大热，能去寒风冷气。

下寒良[4] 下寒，用此穴必良。

六腑穴 左手[5]六腑之穴，大凉，能去实火大热之症。

去火恙[6] 若上火下寒，必须兼推此穴。

左三关 左手[7]三关之穴，亦属大热[8]。

去寒恙 去上焦之寒因，推上为补。

右六腑 右手[9]六腑之穴，亦属大热[10]，逆用，前已言之矣。

---

[1] 克磨：竖油印本作“克磨治之”。

[2] 益积其积也：底本误作“盖积久矣”，据竖油印本改。

[3] 小儿：底本无，据竖油印本改。

[4] 良：底本误作“食”，据竖油印本改。

[5] 左手：竖油印本作“男左手”。

[6] 去火恙：曹本、横油印本、稿本作“去火良”。

[7] 左手：竖油印本作“男左手”。

[8] 大热：底本和竖油印本作“上热”，据横油本、稿本改。此句注文后，油印本稿本尚有“治表虚自汗盗汗”；曹本有“去风开郁去痰，必须逆用”。

[9] 右手：竖油印本作“男子右手”。

[10] 大热：底本和竖油印本作“上热”，据横油印本、稿本改。此句注文后，横油印本、稿本尚有“能去寒火，大热之属，𠂇用相宜”；曹本有“去痰开郁去痰”。

左为阴痫，在肝为血瘀；右为阳痫，在肺为气滞。阴阳明而左右清矣。

余之为此书，仅为渡河之筏耳。

亦去寒 亦去上焦之寒，左右上下而阴阳分[1]之也。

推诸疾[2] 推诸所一切之疾。[3]

学者变 全在学者变化，不能尽言。

画图穴 画图彰穴，刻录留神，勿讹必验。[3]

诸审详[4] 诸所审明详真。[3]

语益多 言语越多，不胜流览。[3]

旨益晦 而旨益晦，故批[5]不敢深言。[3]

救诸人 凡受吾书者，能救人疾苦。[3]

天降祥 天公必降千祥。[3]

印送者 刻板刷印，而施送人者，阴骘无量。[3]

福禄长 福禄必然绵长。[3]

---

[1] 分：原无，据诸本补。

[2] 推诸疾：底本作“推诸穴”，据竖油印本改。以下十二句经文及注文，曹本、横油印本、稿本均无。

[3] 底本无注文，据竖油印本补。

[4] 详：底本误作“祥”，据竖油印本改。

[5] 批：竖油印本原如此，未详。

隆子孙 百子千孙，而必隆盛。[1]

寿无疆[2] 故大德必得其寿，而无疆也。[1]

---

1 底本无注文，据竖油印本补。

2 凡学者……寿无疆：此五十八句经底本的内容、顺序与竖油印本一致，而比其余诸本多出这五十八句。为保持原貌，今依底本顺序不作更改。

正面图穴

顶心百会穴：惊风，灸七壮，通身气血活泼，立愈。灸以艾球。

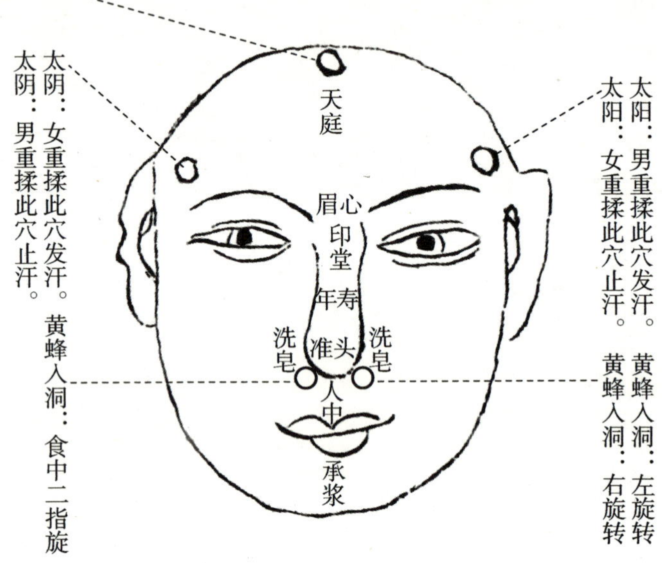

徐秩堂推法，过五岁[1]者，俱干推之，小儿不然。推小儿法，不及五岁[1]者，皮肉脆嫩，干推恐伤皮肉。亦不可过湿，恐不着力。必以干湿相应，方可推之。法用葱姜煎汁，浸染手大指。先从眉心向囟门穴，直推二十四数，大人推此二百四十数，再拿列缺穴，出汗甚速（因一年之气二十四）；次从眉心分推太阳、太阴九数；又[2]自天庭至承浆，各捣一下，以代针法；再于太阳、太阴，或发汗，或止汗；再将两耳下垂尖，捻而揉之。又将两手捧头而摇之，以顺其气。

余演推法，老少男女，先看寒热，次应脉理，自掌根分阴阳，推三关，退六腑，及运八卦，再看脏腑，何症应何穴，为君臣佐使，辨穴以施加减轻重、揉捣推拿诸推法也。

---

[1] 五岁：竖油印本作“十岁”。

[2] 又：原作“有”，俱竖油印本、曹本、横油印本改。

手掌正面图二则

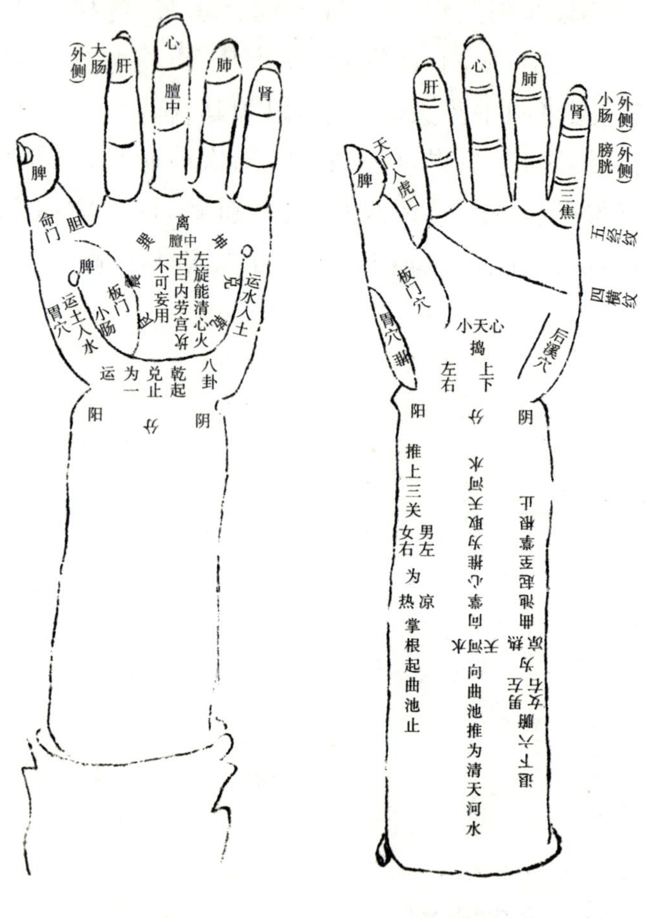

心
肝
肺
肾
大肠
(外侧)
膻中
脾
命门
胆
离
中
膻
左旋能清心火
古曰内劳宫坎
不可妄用
运水入土
运土入水
胃穴
板门
小肠
八卦
乾起
兑止
为一
运
阳
分
阴
天门入虎口
小肠(外侧)
膀胱(外侧)
三焦
五经纹
四横纹
板门穴
小天心
捣
上下
左右
后溪穴
推上三关
男左女右
为热
凉
掌根起曲池止
天河水
向曲池推为清天河水

小肠、膀胱二穴，俱在小指外侧，小便闭，膀胱气化不行[1]，向外清之，老幼加减。

五经穴，即五指根纹，来回推之，开脏腑寒火。

四横纹，揉之能和气血。

后溪穴，向掌根推之，开关利膈。

小天心，在手心下坎位正中，眼翻上下左右，急喘实火，捣之必愈。

天门入虎口穴，在大指内侧，向下推，和血顺气；自食指下节向上推，为虎口入天门也，上下同。大指上节中节属脾土，下节属胃土，曲上节向内推为补，来回推为清补，直向外推为泻。

板门穴，在平肉内，中有筋头，抹如豆粒，瘦人一揉即知，此为真穴。凡穴不真，不能治病。吾治多人，上吐下泻，霍乱，数在三万，病去如失。

胃穴，自古无论，治病甚良，在板门[2]外侧，黄白皮相毗，乃真穴也。向外推治呕吐、呃逆、呴哸[3]、气噎等症，甚速。

小指上节正面，肾水正穴，此穴宜补，向内推之，以生肝木，龙雷不沸，三焦随经。

肺之正穴，在无名指端，自根至梢，可清不可补，呼之则虚，吸之则满，补则满矣。

心、膻中二穴，在中指端。心血亏者，上节来回推之，清

---

1 膀胱气化不行：竖油印本作“膀胱气结，点滴不出”。

2 板门：底本作“板”，据竖油印本、曹本、横油印本改。

3 呴(hǒu)哸(pǒu)：呴，古同“吼”；哸，《汉语大词典》无。

补得宜，不可妄用。有火，天河水代之。无虚不可补。

肝穴，在食指端，为将军之官，可平不可补，补肾即补肝。

大肠真穴，在食指外侧上节，来回平力[1]推之，为清补大肠。凡清之气下降，补则[2]气上升矣，清补[3]和血顺气。故泻肚痢疾，用力多推，一穴立愈，利小便而止大便。

来回[4]运八卦，掌内已言。

分阴阳，自掌根向两边[5]分之。

合阴阳，自两边向内合之。

运水入土，自小指根[6]向坎推之。

运土入水，自脾向坎推之。

照图用之。刻录穴勿误。

---

1 平力：曹本、横油印本无。

2 则：底本误作“在”，据竖油印本、曹本、横油印本改。

3 清补：据竖油印本作“来回清补”。

4 来回：曹本、横油印本无。

5 两边：底本无“两”，据竖油印本补。

6 小指根：底本作“指”，据竖油印本、曹本、横油印本补。

手背正面图穴

一窝风穴，在掌背下腕窝处，紧[1]在横纹中心，专治下寒肚痛，揉不计数，以[2]愈则止。

外劳宫，在掌背中心，专治脏腑寒风，冷气腹痛，曲小指重揉，不计次数，以愈为止。

五指节，男左女右，里外节节揉捻，以去惊吓。老少按穴推完，必用此穴，以活气血。

阳池穴，在一窝风下，腕下寸余窝内，与前天河水正中相对，专治头疼，揉数不拘，以愈为止。

列缺穴，在里外踝略下，对手拿汗，名称仙手，即此穴也。邪祟不省人事，拿此久必大汗，痰清[3]邪祛。

---

[1] 紧：竖油印本、曹本、横油印本作“仅”。

[2] 以：原无，据诸本补。

[3] 痰清：竖油印本作“痰消”。

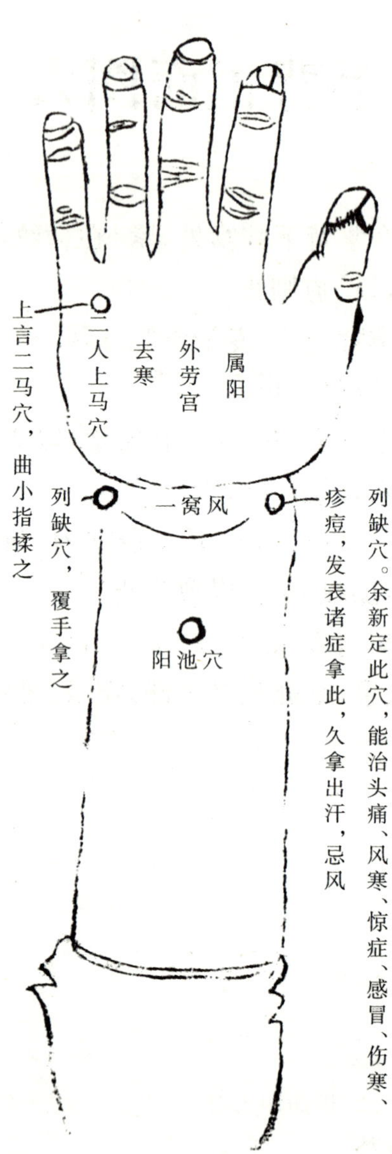
上言二马穴，曲小指揉之
二人上马穴
去寒
外劳宫
属阳
列缺穴，覆手拿之
一窝风
阳池穴
痧痘，发表诸症拿此，久拿出汗，忌风
列缺穴。余新定此穴，能治头痛、风寒、惊症、感冒、伤寒、

二人上马穴，在无名指根中间微下空处[1]。左右旋揉，大补肾气，左揉气上升，右揉气下降。年逾不惑，当用此穴，专治牙痛耳鸣，阳事不健，足不能履，腰以下痛，眼红不痛，肾中之病，或用补下，诸症无不全治。或项肿嗓痛，类似双单蛾症，时医不识，必须问明，下午疼甚，揉此以愈为止；上午疼甚，重退[2]六腑，亦以愈为止。秩堂自用，每日二千数[3]，退六腑配二百，即清上暖下，奇矣。

---

1 空处：底本作“穴处”，据诸本改。

2 退：竖油印本作“揉”。

3 二千数：竖油印本作“二三千数”。

分阴阳左手图[1]

分阴阳者，以我两大拇指，从小天心下横纹处，两分推之，能分寒热、平气血。二百遍[2]，老幼加减。

合阴阳，以我两大拇指，从阴阳处合来。盖因痰涎涌甚，先推肾经取热，然后用两[3]大指合阴阳，向天河水极力推至曲池，而痰即散也。各穴[4]二百遍[5]，老幼加减。

---

1 分阴阳左手图：曹本同；竖油印本作“分阴阳图”（见正文后彩图），图为右手；横油印本作“分阴阳右手图”，图亦为右手。

2 二百遍：曹本、横油印本无。

3 两：底本无，据竖油印本补。

4 各穴：曹本、横油印本同，竖油印本作“合穴”。

5 二百遍：曹本、横油印本作“三百遍”。

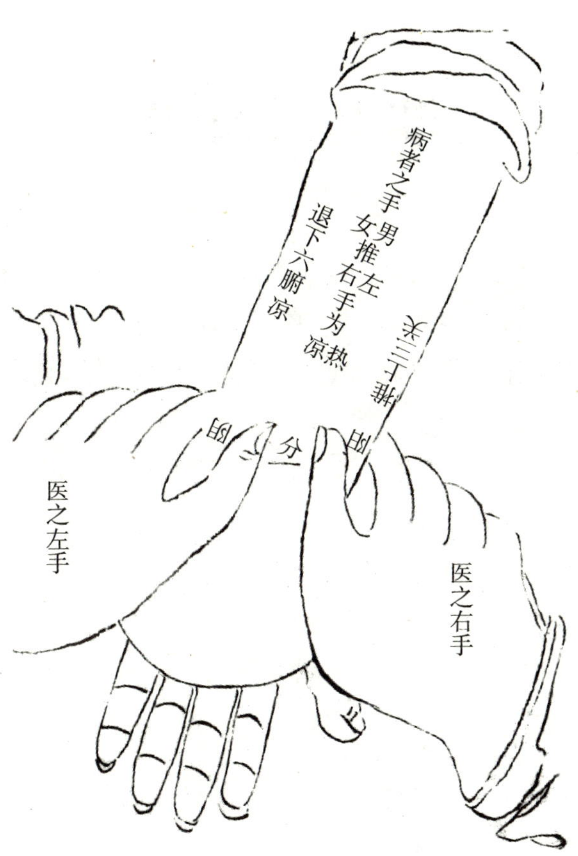
病者之手
男
女推左
右手为热
凉
退下六腑凉
推上三关
阳
分
阳
医之左手
医之右手

推上三关图

天河水左[1]，自大横纹向内推，名推上三关[2]。大补肾中元气。数不拘，照病者推，虚实、冷热、老幼加减。气症，痰迷心窍，此穴只推五百数。余推痴症[3]数人，概照此数，其应如响。

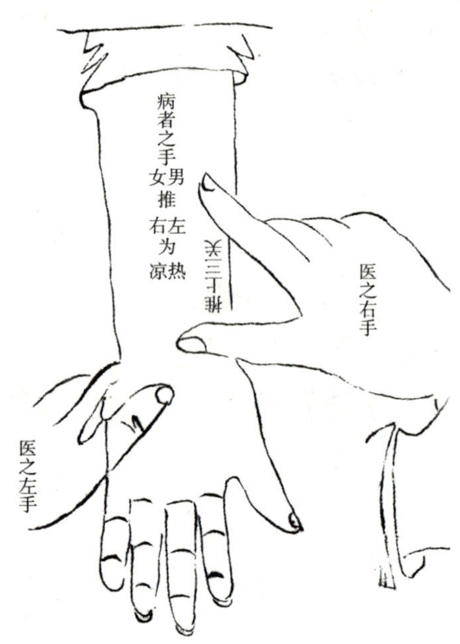

[1] 天河水左：竖油印本注云"此左是肱之左边"。

[2] 推上三关：曹本、横油印本作"推三关"。

[3] 痴症：底本误作"癖症"，据竖油印本、曹本、横油印本改。

退下六腑图

天河水右，自曲池外侧向下推，名退下六腑。大补元精，即心血也。此穴于同治十二年[1]，余救多人，肿脖瘟症，喉无线孔，命在须臾，单推[2]此穴，数在三万，立愈。后但肿脖项，在左右间，其夜轻日重，只推此穴，无不立愈。凡火毒热症，疮疹痘斑，头目牙耳，若实火症，推不厌多，以愈为止。

余推痴症，痰迷心窍，此穴为君，一万五千数。

推痴症[3]，六腑为君，数一万五千。天河水为臣，数一万。后溪穴为佐，数四千五百。三关为使，数五百。共计三万数。此为君臣佐使之分。触类旁通，一隅三反。

---

[1] 同治十二年：即1873年。

[2] 推：底本作“提”。据竖油印本、曹本、横油印本改。

[3] 痴症：竖油印本、曹本作“痴病”。

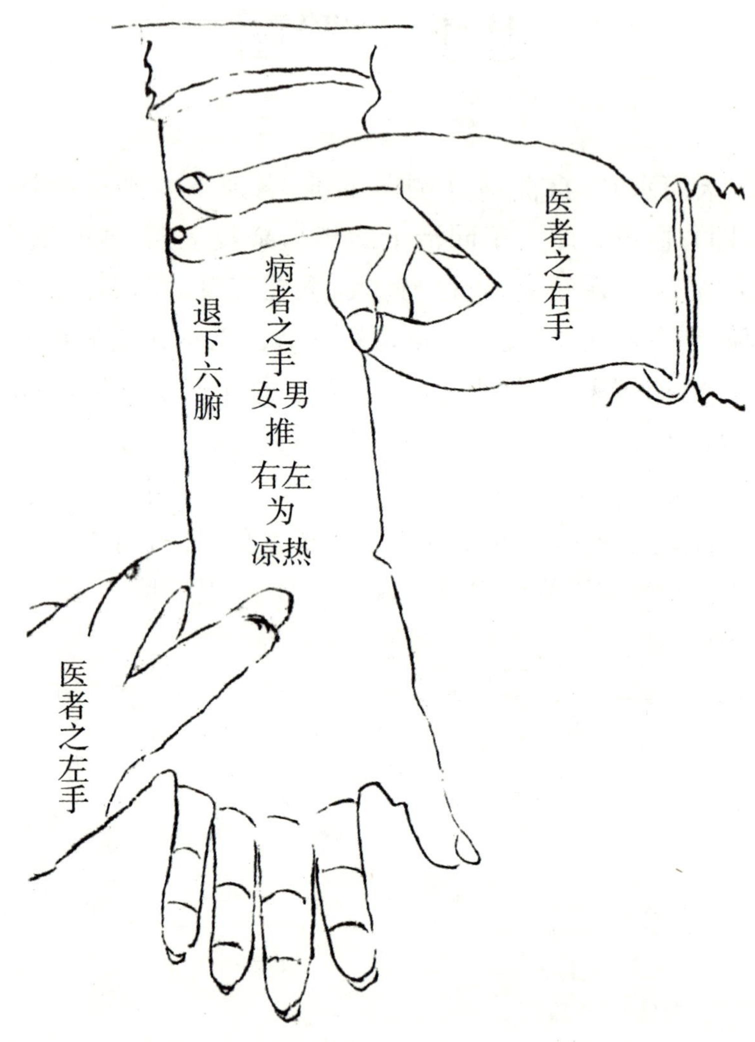
医者之右手
病者之手
男推左为热
女推右为凉
退下六腑
医者之左手

余所学无隐，纂著医书数卷，诸子百家，无不全语。概因医者惜工，道将废矣。药不遵古炮制，医不尽力攻书。故[1]有重病，坐而待毙，延医方治，谬之千里。故家慈怕药，余演推拿。诸病以推，不药而愈。故示传乡里，免受医药之害。从吾学者，力攻是书。虽文浅陋，细嚼有味。言治某某，俱不虚谬。医者意也，变化无穷。浅读枵腹[2]，岂不以为耻哉？[3]

1 故：竖油印本作“凡”。

2 枵(xiāo)腹：空腹。比喻空疏无学或空疏无学的人。

3 本段结束后，竖油印本尚有：“对曰：胸中藏日月，指下动乾坤。”曹本列于退下六腑图后。

先观面定症诀

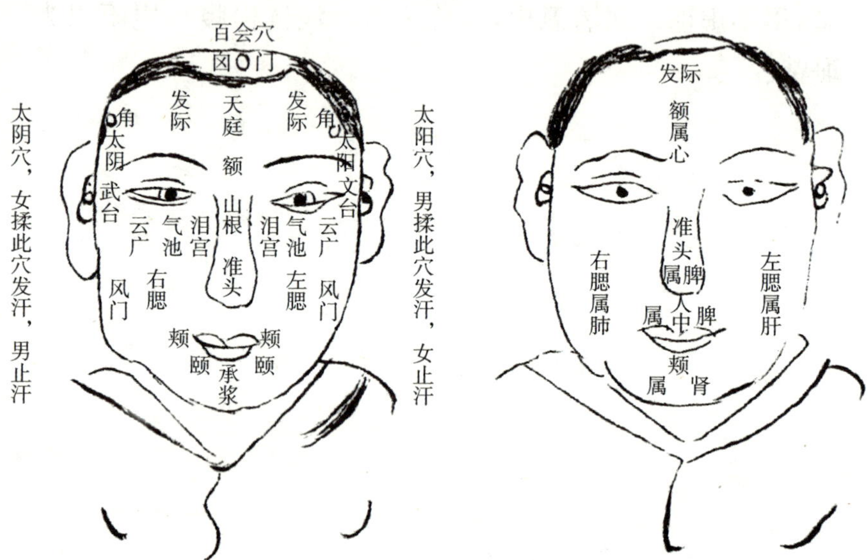

头乃六阳所会，面亦五行所寓，五色具焉。

故五部青色见者[1]，惊积不散，将欲发风（此肝病也，肝属木，色青，于象为风）。

红色见者，痰积壅盛，惊悸不宁（此心病也，心中血虚火盛，故痰积壅盛。心藏神，神不宁，故悸）。

---

1 者：原作“焉”，据《仙术》改。

黄色见者[1]，食积伤损，将成癖痞[2]（脾病）。

白色见者[1]，肺风[3]不实，泄泻吐痢（肺病）。

黑色见者[1]，肾藏欲绝，必死之症。五色中惟黑色最忌。

---

[1] 者：原无，据《仙术》补。

[2] 癖痞：《仙术》"先观面定症诀"作"痞癖"。

[3] 肺风：《仙术》作"肺气"。

观面定症歌[1]

面赤为风热(心病)，
面青惊可详(肝病)，
心肝病可见[2]，
脉症辨温凉。
脾怯黄疳积，
虚寒皖白[3]光(元气虚寒)。
若逢生黑气，
肾败命须亡。
肝病面青，心病面赤，脾病面黄，肺病面白，肾病面黑。
面黄多食积[4]，
青色有惊风[5]，

---

[1] 观面定症歌：原无标题，据《仙术》补。
[2] 心肝病可见：《古今医鉴·观面部五色歌》作“心肝形此见”。
[3] 皖白：原作“皎白”，《仙术》作“胱白”，据《古今医鉴·观面部五色歌》改。
[4] 面黄多食积：原作“面黄积食”，《仙术》作“面黄多积食”，据《小儿推拿秘诀·看面定诀》改。
[5] 青色有惊风：原作“青色惊风”，《仙术》作“青色是惊风”，据《秘诀》改。

白色多成痢[1]，
伤风面颊红[2]，
渴来唇带赤[3]，
热甚眼朦胧，
痢疾眉头皱，
不皱是伤风。

[1] 白色多成痢：原作“白色多痢”，据《秘诀》《仙术》改。
[2] 伤风面颊红：原作“伤寒颊红”，据《秘诀》《仙术》改。
[3] 渴来唇带赤：原作“渴来唇赤”，据《秘诀》《仙术》改。

观面定死生诀

面紫[1]，心经绝；面赤目陷，肝经绝；面黄四肢肿，脾经绝；面白鼻干黑，肺经绝；齿如黄豆色而并泻[2]，骨气[3]绝；面黑耳黄（一曰面黄耳黑），又呻吟，肾气绝；口张唇青，毛枯绝，此皆必死之症。

---

1 面紫：原作“面赤”，据《秘诀·看色断生死诀》和《仙术·观面生死歌》改。

2 而并泻：《秘诀》《仙术》无。

3 骨气：原作“胃气”，据《秘诀》《仙术》改。

定死症歌

眼生赤脉贯瞳仁（心火盛，胃水干，以致肾肝皆绝），
囟门肿起又作坑（热盛则肿，热极则陷），
指甲黑色鼻干燥，
鸦声忽作肚筋青，
张口出舌咬牙齿（心肾已绝），
鱼口气喘[1]啼无声，
蛔虫[2]既出是死症（蛔虫[3]生于胃，胃绝而谷不入故出），
目多直视不转睛，
两手急摇惊过节，
灵丹十救无一生。

---

[1] 气喘：《万病回春》《古今医鉴》《秘诀》《仙术》均作“气急”。

[2] 蛔虫：原作“虫蟲”，据《古今医鉴》《四诊抉微》《秘诀》《仙术》改。

[3] 蛔虫：原作“内虫”，据《仙术》《古今图书集成医部全录》卷四百三改。

死症不治歌

冷透脚膝，胸肿胸满，
鱼目定睛，目瞳人死，
面青唇黑，渴饮不止，
吐泻唇红，伤寒项硬，
鼻出内虫，气息寒冷。

观貌定症歌

观形察色辨因由，阴弱阳强发[1]硬柔，
若是伤寒双足冷，要知有热肚皮求。
鼻冷便知是疹痘[2]，耳冷应知风热症[3]，
浑身皆热是伤寒，上热下冷伤食病。

---

1 发：头发。

2 疹痘：《仙术》《秘书》同。《万病回春》《寿世保元》《幼科发挥》《四诊抉微》均作“疮疹”。

3 风热症：《万病回春》《寿世保元》《幼科发挥》《四诊抉微》同。《仙术》作“是风症”。

观小儿定症歌

小儿初诞月，噤口症非轻，吐气并吹沫，胎中久受惊。
小儿初诞月，脑后[1]手频翻，惊病非难去，多因禀受偏。
小儿初诞月，惊积变脐风，口如鱼口样，天命[2]定须终。
小儿初诞月，吐食[3]哭多频，泻下如蓝靛，胎中惊已深。
小儿初诞月，腹痛两眉轻[4]，病号盘肠风[5]，时时困又醒。
小儿初诞月，奶母热中来，不识将乳哺，冰肌侵必坏[6]。
小儿初诞月，肌体骨崖崖[7]，小指并唇缺，元因儿痉胎。
小儿初诞月，七孔血鲜流[8]，壮热时时搐，胎中毒莫收。

---

[1] 脑后：《心鉴》《古今图书集成医部全录》卷四百七作“胸陷”。
[2] 天命：《仙术》作“夭命”。
[3] 吐食：《心鉴》作“壮热”。
[4] 两眉轻：《针灸大成》卷十作“两眉颦”。
[5] 盘肠风：《仙术》作“盘肠气”。
[6] 坏：原作“怀”，据《仙术》改。
[7] 骨崖崖：《仙术》作“骨干热”。
[8] 血鲜流：《仙术》作“鲜血流”。

按额定症诀

小儿半岁之间，当于额前眉端发际之间，以名中食三指，满额按之。儿头应左用右手，应右用左手，食指为上，中指为中，名指为下。若三指俱热，主感受风邪，鼻塞气粗，发热咳嗽。若三指俱冷，主外感内伤，发热吐泻。若食中指热，主上热下冷。若名中指热，主惊。若食指热，主胸膈气满，乳食不消。

分观面色定症诀

左腮属肝，色青为顺，白为逆（受肺金之克）。若色赤，主肝经风热，发热拘急；色青黑，主惊风腹痛，潮热咳嗽。

右腮属肺，色白为顺，赤为逆（受心火之克）。若赤色甚者，主咳嗽喘急闷乱，饮水传入肾经，则小便赤涩，或淋闭不通。

额上属心火，色赤为顺，黑为逆（受肾水之克，要知亦是[1]火盛）。若青黑，主惊风，腹疼，瘛疭，啼哭；微黄，主盗汗，头发干燥，惊疳，骨热。

鼻属脾土，色黄为顺，青为逆（受肝木之克）。若色赤，主脾经虚热，饮食不思；深黄，主小便闭，鼻燥，衄血。

颏属肾水，色黑为顺，黄为逆（受脾土之克）。若色赤，主肾与膀胱有热，小便不通。

头角、天庭、印堂之上，光明润泽，无病可知。若太阳穴色青，惊方起；色赤，主赤淋；青色[2]中有青筋，由发际直贯于耳者，不问何病，终为不治之症。

---

[1] 亦是：原作“可是”，据《仙术》改。

[2] 青色：此后底本有“肝”，据《仙术》删。

若白眼睛青色，肝经有风也。黑睛[1]黄色者，伤寒极症之验也。

口唇宜红润，如干燥者，脾经有热；白者必主失血；青黑绕口及唇黑者，惊风必死之症。

鼻宜微黄[2]色，若黄色太甚，亦死症也；紫色者发风，犹可治。

两腮红者，主风热；赤色，主淋；青色，主伤风寒[3]；黄色，主有痰。

额上红者，主有火热[4]生痰。

山根隐隐青者，主惊病必连绵。

双眉紧簇者，亦死症也。

---

[1] 黑睛：底本和《仙术》均作“黑青”，据文义并参考《针灸大成》“面色图歌”改。

[2] 微黄：《仙术》作“浅黄”。

[3] 主伤风寒：《仙术》作“主风寒”。

[4] 火热：《仙术》作“大热”。

观目定症诀

大小眼角属心。凡红者，主心经有热，深红者实火，浅红者虚火。

白眼睛属肺。青色见，是惊自心而传于肝。黄色见，是脾中虚火动。红色，主肺经有热。深红者，心火克肺金，肺火见，心火助之愈甚也。浅红者，肺中虚火动也。白色，主肺经有冷。惟黑色，是肾经根本受伤也，难治之症。

眼黄睛（即乌珠[1]）属肝木。见白云翳者，是肺金克肝木也。翳中有红丝，是心火入肺而攻肝也。青色，主肝经有惊。

眼黑睛（即瞳仁）属肾水。不转睛是肾亏损。凡瞳仁自日出至辰当大，自巳至午当小，交未后又当大，如此则无病。若终日小是命门实火动，终日大是下元寒弱，乃虚火也。

眼胞属脾胃，痒[2]烂者，主风热。而上皮属脾，下皮属胃。故凡上眼皮肿者，乃脾火太盛，由内发外也；下眼皮肿者，乃胃火太盛也。

---

[1] 珠："珠"原置于"黄睛"后，据《仙术》改。

[2] 痒：原误作"庠"，据《仙术》改。

目内赤者，心热(导赤散主之)。红者，心虚(生脉散主之)。无精者[1]，肾虚(地黄丸主之)。然药亦因皮肤厚者，不得已而兼用之。若小儿，则只用推拿可也。

---

[1] 无精者：此句之前，《仙术》尚有“青者，肝热(泻肝散主之)”。

问食定症

好食苦心病，好食酸肝病，好食甘脾病，好食辛肺病，好食咸肾病。好食热内寒，好食寒内热。

手探凉热定症歌

儿心若热跳，定然是着惊。
若热而不跳，可知是伤风。
若凉又翻眼，应知是水惊。
入门审病者，凉热须分清。

握五指定症歌

五指梢头冷，惊痫[1]不可安。
若还中指热，必定主伤寒。
中指独自冷，疹[2]痘症相传。
男左女右手，分明仔细看。

[1] 惊痫：《仙术》同，《针灸大成》《万病回春》《四诊抉微》《心鉴》均作“惊来”。

[2] 疹：《仙术》同，《针灸大成》《万病回春》《四诊抉微》《心鉴》均作“麻”。

审声定症

心病声急多言笑，肺病声悲音不清，
肝病声呼多狂叫，脾病声歌音颤轻，
肾病声呻长且细，聆音察理始能明。
啼而不哭知腹痛，哭而不啼将作惊。
多言体热阳腑症，懒语身冷阴脏形。
嗞煎[1]不安心烦燥，直声无泪命将倾。
虚实寒热从声别，闻而知之无遁情[2]。

又

心痫声如羊，肝痫声如犬，脾痫声如牛，肺痫声如鸡，肾痫声如猪。

---

[1] 嗞（zī）煎：病证名，指小儿烦躁的表现。《婴童百问》："嗞煎者，心经有热，精神恍惚，内烦不安，心烦则渴，自然生惊。"嗞，原误作"磁"。

[2] 闻而知之无遁情：原作"问而知之无别情"，据《医宗金鉴》改。

虎口三关脉纹图

食指下节名风关，属肝木。中节名气关，属肺金。上节名命关，属肾水（男左手女右手[1]）。

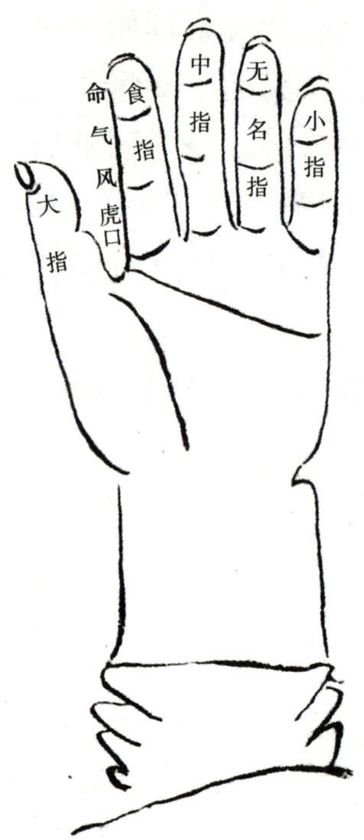

[1] 男左手女右手：《仙术》作“男看左女看右”，且置于下节“看食指筋纹定症歌”标题下。

看食指节纹定症歌

虎口有三关，紫热红伤寒，
青色是惊风，白色便是疳，
黑色肾受伤，黄者是脾端。

风气命三关，紫色（红黑合而为紫），乃心肾两经火动也。红色者，风邪趁虚而入肺也。青色者，惊风自心而传于肝也。白色者，肺火太盛也（须知观面看眼都有病，而三关绝无筋色外见，即是白）。黑色者，肾经邪热最甚，所谓根受伤也。黄色者，脾火动也（须知黄色还是从面目看）。

凡能食者是湿热，不能食者是燥热。肺经湿热，有痰固嗽，若是燥热，便无痰亦嗽。肝经湿热亦有痰，若燥热则必发风也。

看食指纹定症诀

筋纹红风热，深红者热盛也，紫红者积热也。

青者，惊积；赤青相半者，风惊，积气积热也。俱主急惊风。

若青而深紫，伸缩去来，则主慢惊。紫纹青绿，或黑绿隐杂，似出不出，主慢惊风。

若三关纹如流珠、流米三五点（或形于背，或形于面），是死症也。脉纹弯向里，病虽重而顺，弯向外难治。筋透指甲，名为绝脉，不拘何色，皆是死症。

大抵惊风初得，纹在风关，皆是红色；传至气关，色多赤而紫；传过命关，其色紫而青，病又弥重矣。甚至青黑而纹乱，则又重矣。若纯黑，则不可治矣。

又指纹歌[1]

囟门[2]八字好非常，筋度三关命必亡。
初关乍入易进退，次节相侵尚可防。
筋赤必是因食吓[3]，筋青端是风水伤。
筋连大指是阳症[4]，筋若生花主不祥。
筋带悬针主吐泻，筋开关外命难当。
鱼口鸦声并气急[5]，犬吠人骇自惊张。
二十四惊[6]推早好，若教迟缓命必丧[7]。
病急可将灯火灸[8]，轻时自把[9]手推良。

---

1 指纹歌：《仙术》作“观指纹定症歌”，《针灸大成》名“认筋法歌”，《秘诀》称“看小儿被惊法歌”。

2 囟门：底本和《仙术》误作“额门”，据《针灸大成》《秘诀》改。

3 食吓：《仙术》同，《秘诀》作“食隔”，《针灸大成》作“膈食”。

4 阳症：《仙术》《秘诀》同，《针灸大成》作“阴症”。

5 并气急：原作“心血急”，据《仙术》《针灸大成》《秘诀》改。

6 二十四惊：《仙术》同，《秘诀》作“二十四筋”。

7 命必丧：《仙术》《针灸大成》《秘诀》作“命必亡”。

8 灯火灸：《秘诀》作“灯火断”。

9 自把：《仙术》作“只用”。

又指纹图[1]

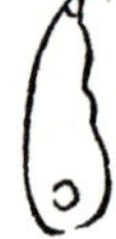

一点红，主饮食伤，三焦不和，内热吐泻。宜清之，分阴阳，补脾土。

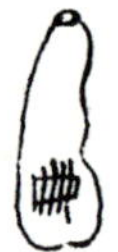

主惊痰，发热，乃肝盛克脾也。宜吐痰，补脾清肝[2]。

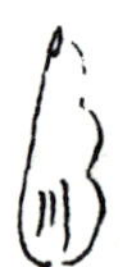

主惊风，积食，乃脾虚之症也。若痰盛，是风入肺。脾虚，宜补脾。痰盛，宜清补。

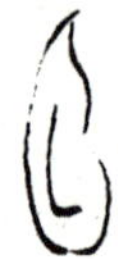

纹名悬针，直透三关，乃心肝热极生风，吐泻。宜清心肝之火。

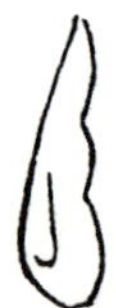

纹在风关青黑色如悬针，主水惊。气关主疳，兼腑脏有积热。命关难治。

---

1 又指纹图：《仙术》作“又看指纹图说”。

2 宜吐痰，补脾清肝：原作“吐痰，宜补脾清肝”，据《仙术》改。吐痰为治法。

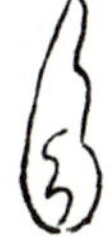
纹在风关青色，主脾虚停食。宜推补脾。

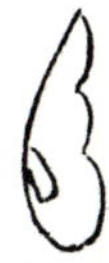
主伤食腹疼。宜补脾。

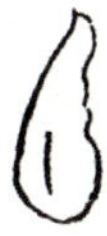
主干呕，痞邪内作。宜清补脾土。

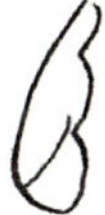
主脾虚积冷，吐泻。宜补脾土。

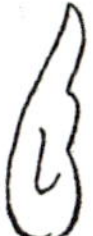
纹向内弯，乃感寒热邪气，头目昏，四肢冷，小便赤。宜出汗，退心火，推脾肺。

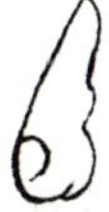
纹向外弯，主痰燥，夹食，惊风。宜退心火，补脾土。

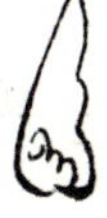
纹钩向右，即伤寒，身热不食。此病若误作慢惊，或吐或泻，害人多矣。

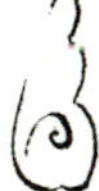
纹钩向左，如在风气关青白色，是伤风，身热是伤食，有汗，尚可治。

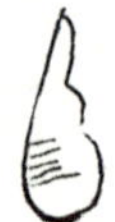

主心有虫。宜补脾推下法。[1]

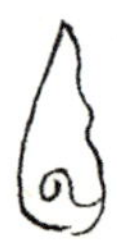

主肾有毒。宜清补肾经。[2]

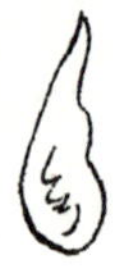

纹在三关，三曲如长虫形，乃误食生冷、硬物、鱼腥、肥物，五色俱可治。[3]

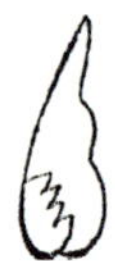

主伤冷。宜发汗[4]，分阴阳，推三关。

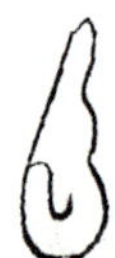

乃初惊也，向内是伤寒，向外是伤风。伤寒伤风，俱宜去虚火，宜发汗[5]；伤风，宜推肺经。

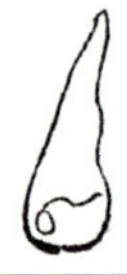

主肝经有病。宜推肝木。

---

1 主心有虫。宜补脾推下法：原文错简至“纹钩向左……尚可治”后，据《仙术》改。

2 主肾有毒。宜清补肾经：原文为“主心有虫……”一段的注文，据《仙术》改。

3 本条注文原误置于“主肾有毒……”图后，而此段文字空缺，此据《仙术》改。

4 发汗：《仙术》作“汗法”。

5 俱宜去虚火，宜发汗：《仙术》作“俱宜汗法，去虚火”。

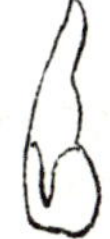
主伤寒。宜发汗[1]。

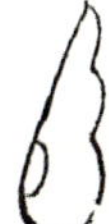
纹在风关，青如鱼刺，是惊，易治。气关主病身热，可治。命关主虚，风邪[2]传脾。三关俱如青黑鱼刺，不可治。

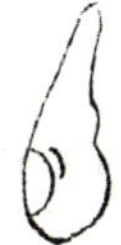
亦鱼刺形，主惊风痰热。

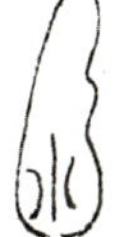

纹在风关水字形，主惊风入肺，咳嗽面赤。气关主膈上痰涎，留积停滞。命关惊风痫悸[3]，不拘何色，俱不可治。

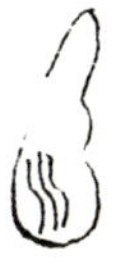
亦水字形，主食积，咳嗽，惊痫。

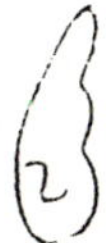

在风关如乙字形，肝脏惊风，易治。气关主惊风，可治。命关青黑色，十死八九。

---

[1] 发汗：《仙术》作"汗法"。

[2] 风邪：底本和《仙术》均作"气邪症"，据《心鉴》改。

[3] 痫悸：《仙术》同，《心鉴》作"[illegible]极"，《推拿广意》作"痫疾"。

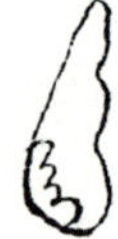
在风关如蛔虫[1]形，疳病虫积，易治。气关主大肠[2]有积，可治。命关难治。

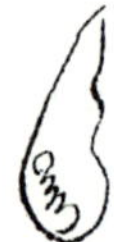
纹亦虫形，主肝虫，大肠秽积。

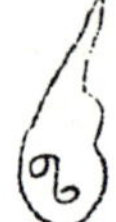
纹在风关如环[3]，主肝脏有积聚。气关主疳入胃，吐逆，难治。命关见黑色，不可治。

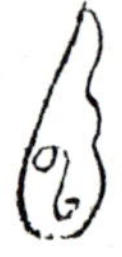
纹亦如环形，主疳积，吐逆。

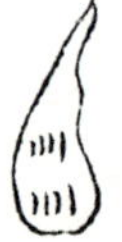
纹在风关，现紫色，可治；在气命二关，不可治。

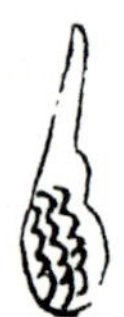
纹乱主虫。

---

[1] 蛔虫：原作“虫蟲”，据《仙术》改。

[2] 大肠：原作“大藏”，据《仙术》《心鉴》改。

[3] 如环：《仙术》作“如环珠状”。

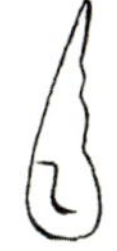纹现在三关不过度，曲脉向里，即是疳气侵五脏，可治。

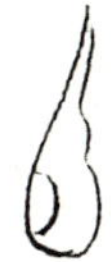纹在三关，青红赤白外见，即是风疳，可治。

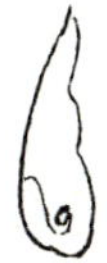纹一头有脚如环，青白色，定是被风伤食。

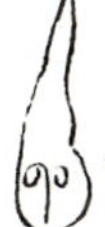纹两环双钩，乃伤寒症也，如是青色，肚痛不妨，可治。

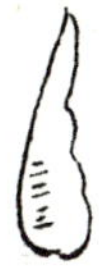纹在三关如雨点，多是被人不识症误治，为诸病来潮形[1]，多无一生者。

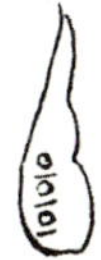纹在三阴三阳，乃惊病[2]，再发，不可治。

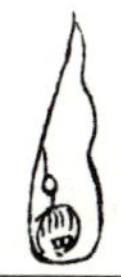此纹乃珠形，主死。

[1] 诸病来潮形：《仙术》作“诸病来潮，刑克误伤”。

[2] 惊病：《仙术》作“惊候”。

观拳定症诀

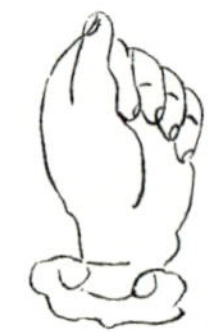

大指直伸于外，男为顺，可治，女为逆，不可治。

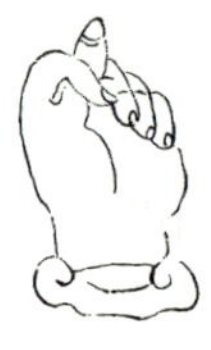

大指叉于食指之下，舒出中指之上，俱急慢惊风，恶死，不问男女，皆不可治。

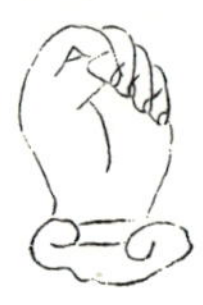

大指藏[1]在内，女为顺、可治，男为逆、不可治。男女虚实寒热，惊风速效。

[1] 藏：《仙术》作“屈藏”。

诊脉定症歌

小儿有病须凭脉，一指三关仔细看，
六至七至曰无疾，添则为热减则寒；
左手人迎主外症，右手气口主内疾，
外候风寒暑湿侵，内候乳食痰积致；
洪紧无汗是伤寒，浮缓伤风有汗液，
浮洪多是风热症，沉细却因乳食积；
沉紧腹中痛不休，弦紧喉中作气急，
紧促之时疹痘生，紧数之际惊风至；
虚软慢惊作瘛疭，紧实风痫发搐搦，
软而细者为虫症，牢而实者因便闭；
大小不匀为恶症，五六[1]为虚四至损，
二至为迟[2]三至卒，一息八至病犹轻；
九至十至病热极，十一十二死无疑[3]，
迟冷数热古今传，此诀万中无一失。
又
二岁三岁看虎口，更加中指按高骨，

[1] 六：《寿世保元》《万病回春》《古今医鉴》作“至”。
[2] 迟：《寿世保元》《古今医鉴》作“脱”，《万病回春》作“危”。
[3] 无疑：原作“无终”，据《万病回春》《古今医鉴》改。

浮中生风数即惊，紧是痫颠风热苦；
沉紧肠痛沉缓虚[1]，泻痢皆因此脉知，
微是有积兼虫甚，迟涩原来胃脘虚；
四岁脉不在指端，三关一指高骨看；
五六滚滚寻三部，虚实全凭仔细参；
七八稍移指少许[2]，九十次第分位取；
十一十二也同看，十四十五三指下；
小儿有病脉不多，先看浮沉共迟数，
后分阴阳辨寒热，又看面目色如何；
青惊白泻面带光[3]，赤主痰热黑难当，
黄是脾土疳作热，医人审度用良方。

[1] 沉紧肠痛沉缓虚：《仙术》作"沉细痛肠缓沉虚"。

[2] 少许：原作"小许"，据《仙术》改。

[3] 面带光：《仙术》作"看面常"。

十变九蒸说

变者，变生五脏也，蒸者，蒸养六腑也。盖小儿初生，气血[1]未定，阴阳未实，脏腑未备，骨格未全，每三十二日一变，六十四日一蒸，发或热，或恶寒，或吐泻，此皆长血脉、全意智之常候，不治自愈。若妄投药饵，艾火灼灸，则杀人儿矣[2]。故周岁之内，当变蒸之时，先看小儿唇口，如微肿有如卧蚕，或如珠泡子者，即蒸变症也。宜少与乳食，不可妄治。但亦有胎元实[3]而不发者，又当审[4]焉。

一变　三十二日一变，生癸肾脏气，属足少阴经也。歌曰：唇中白泡起如珠，蒸变居常自有殊，壮热时来还有退，儿童初次长肌肤。

二变　六十四日二变，即一蒸也，生壬膀胱腑气，属足太阳经也，主耳冷热。歌曰：二变哯乳[5]或多嗔，寒热时来嚏喷频，毛发立时生血脉，过期七日长精神。

三变　九十六日三变，生丁心脏气[6]，属手少阴经也。

---

1 气血：原作“气儿”，据《仙术》改。

2 则杀人儿矣：《仙术》作“杀儿者多矣”。

3 胎元实：《仙术》作“胎久寒”。

4 审：《仙术》作“察”。

5 哯(xiàn)乳：原作“见乳”，据《心鉴》改。哯乳：吐乳。

6 生丁心脏气：原作“生丁心火脏气”，据上下文及《仙术》，删“火”。

歌曰：小儿体热动心神，汗出虚惊又怕人，变蒸有期增骨髓，时时反复学翻身。

四变　一百二十八日四变，即二蒸也，生丙小肠腑气，属手太阳经也，主行微轻[1]。歌曰：四变才过体安康，食乳甘甜觉异常，谷食暗增添意志，虽能学坐未能行。

五变　一百六十日五变，生乙肝脏气，属足厥阴经也。歌曰：经络通流第五经，今时[2]增志日时增，形神未定多娇态，掌骨生而匍匐能。

六变　一百九十二日六变，即三蒸也，生甲胆腑气，属足少阳经也，主眼不开。歌曰：情昏气倦色更移，或自欢喜或自悲，盖自阴阳当连合[3]，滋味[4]气血更相宜。

七变　二百二十四日七变，生辛肺脏气，属手太阴经也。歌曰：七变憔悴昏儿目，情思恓惶爱多哭[5]，近则五朝三日散，远过七日方平复。

八变　二百五十六日八变，即四蒸也，生庚大肠腑气，属手阳明经也，主肤热。歌曰：四蒸惊哭要嗞煎[6]，变易肌肤气血坚，微利肠鸣更旧态，精神充悦得堪怜。

九变　二百八十八日九变，生巳脾脏气，属足太阴经

---

1 主行微轻：《明医指掌》《医学入门》《保婴撮要》作“其发，汗出而微惊”。

2 今时：原作“令时”，据《仙术》改。

3 连合：《仙术》作“速合”。

4 味：《心鉴》作“荣”。

5 爱多哭：原作“变多哭”，据《冯氏锦囊秘录》《古方汇精》改。

6 嗞(zī)煎：底本和《仙术》均作“滋煎”，据本书“审声定症”节改。嗞煎，指小儿烦躁的表现，参见“审声定症”节注。

也。歌曰：九变筋骨始能完，气血相攻不成眠，变过自然生意志，肌肤润泽脸如莲。

十变　三百二十日[1]十变，即五蒸也，生戊胃腑气，属足阳明经也。主不食，肠痛，吐乳[2]。歌曰：十变学语几般声，伫立停停又怕惊，扶步堪怜犹未稳，三焦通利气清明。

心包络为脏，属手厥阴经；三焦为腑，属手少阳经。此一脏一腑，俱无形状，故不变而无蒸也。

前十变五蒸讫，后又有四大蒸。六十四日为一大蒸，计三百八十四日，六蒸也。四百四十八日，七蒸也[3]。五百一十二日，八蒸也。五百七十六日，九蒸也。蒸变俱毕，儿乃成人，须切志[4]之，不可妄治。

---

1 三百二十日：原误作“三百十日”，据《仙术》等改。

2 吐乳：原作“吐气”，据《心鉴》《明医指掌》《医学入门》《婴童百问》等改。

3 也：原书无，据《仙术》补。

4 志：《仙术》作“记”。

望形色苗窍知表里虚实寒热

小儿百病，不越虚实寒热风痰六字。病虽难治，不过望闻问切苗窍颜色八字。有内形外，按病推拿，取效最速。如内有心肝脾肺肾，五脏不可望，惟望五脏之苗与窍。

舌乃心之苗，红紫心热也，肿黑心火旺极也。鼻准与牙床乃脾之窍，鼻红燥脾热也，惨黄脾败也，破烂胃火[1]也。唇乃脾之窍，红紫热也，淡白虚也，如黑漆者脾[2]将绝也。口右扯肝风也，左扯脾之痰也[3]。鼻孔肺之窍，干燥热也，流清涕寒也。耳与齿乃肾之窍，耳鸣气不和也；齿如黄豆，肾气绝也。

目乃肝之窍，努[4]视睛转者风也，直视不转睛者肝气绝也。以目分言之，又属五脏之窍：黑珠属肝，纯是黄色凶病也；白珠属肺，色青肝风伤肺也，淡黄色脾有积滞也，老黄色乃肺受湿热症[5]也。瞳仁属肾，无光彩又兼发黄，肾气虚也。大角属大肠，破烂肺有风也。小角属小肠，破烂心有热也。

---

[1] 胃火：原作“胆胃火”，《幼幼集成》无“胆”，疑衍，删之。

[2] 脾：两处均原作“脾胃”，据《幼幼集成》改。

[3] 口右扯肝风也，左扯脾之痰也：原作“口有青色拉肝风也，左黄拉脾之痰也”，据《幼幼集成》改。

[4] 努：原本“勇”，据《幼幼集成》改。

[5] 湿热症：原作“湿热疸症”，《幼幼集成》无“疸”，疑衍，删之。

上皮属脾，肿脾伤也；下皮属胃，青色胃有寒[1]也；上下皮睡合不紧，露一线缝者，脾胃虚极也。

且五脏里也，六腑表也。小肠心之表，小便短黄涩痛，心热也；清长而利，虚也。胃乃脾之表，唇红而吐，胃[2]热也；唇惨白而吐[3]，唇色平常而吐，作伤胃[4]论。大肠肺之表，闭结，肺有火也；肺无[5]热而便闭，必血枯不通；脱肛，肺虚也。胆乃肝之表，口苦，胆热也；闻声着吓，胆虚也。膀胱肾之表，居脐下气海之右，有名无形，筋肿筋痛，肾水寒气入膀胱也。

面色有五：红病在心，面红主热；青病在肝，面青主疼；黄病在脾，面黄伤脾；白病在肺，面白主寒；黑病在肾，面黑无润泽色，肾气败也。望其色，若异于平日，而苗窍之色不[6]相符，则脏腑虚实，无有不验矣。

---

[1] 寒：《幼幼集成》作“风”。

[2] 胃：原作“脾胃”，据《幼幼集成》改。

[3] 而吐：《幼幼集成》后有“胃虚也”。

[4] 胃：原作“脾”，据《幼幼集成》改。

[5] 无：原无，据《幼幼集成》补。

[6] 不：原无，据《幼幼集成》补。

小儿五脏说

心属火，火中有水，即是心血，便是肝的根子。而肝即是心血之苗，即主乎血。肾属水，水中有火，即是元气，便是肺的根子。而肺即元气之苗，即主乎气。脾为心火中之己土，己土[1]原生肝木。胃为肾水中戊土，戊土本生肺金。心中之血属水，能生肾中元气。肾中元气属火，能生心中之血。万事劳心，七情摇心，心血哪有不伤之理？且心只宜清，而不宜补，却又不可多清，必须设法以补心。如退下六腑便能补心血，再推上三关大补元气，亦能壮心血。肝为血主，只宜清而不宜补，且肝火太盛必克脾土，亦即下耗肾水，所以欲平肝木，只宜补乎脾土，再补肾水，以生肝木，而肝火即渐退，遂大清肝木，惊气怒气自消。肾为心之根本，根本受伤，心肝脾肺也渐渐衰了，而百病即生。所以凡治病，必须大补肾水，肾水既足，元气自盛，心肝脾肺也渐有反正之机。再将心肝脾肺清补得宜，百病即可渐退。肺主乎气，肺气既虚，风寒热毒自然乘虚而入，自然是嗽的，当先补后清。且肺中有痰之嗽，当先清后补，此盖湿热也。无痰之嗽，当

---

[1] 己土：原作"土"，据《仙术》补。

先补后清，此盖燥热也。脾土论粗理[1]，自然正生肺金。须知脾居中宫，果能清补得宜，而肾肝心肺，即能兼[2]而生之。所以凡治病，必先大补脾土也。

---

[1] 粗理：皮肤纹理粗疏。《灵枢·本脏》谓："黄色小理者，脾小；粗理者，脾大。"

[2] 兼：《仙术》作"并"。

脏腑论

人有五脏，心、肾、肝、肺、脾也。脏者藏也，心藏神，肾藏精，肝藏魂，肺藏魄，脾藏志，五者各有所藏，故云五脏。又有六腑，胃、胆、大肠、小肠、膀胱、命门也。腑者府也，胃为五谷之府，胆为清净之府，大肠为转输之府，小肠为盛受之府，膀胱为津液之府，三焦为孤府，六者各有所盛受，故云六腑。

心属火，肝木乃心火所自出，然火中有水，心血是也。肝主血，故心为肝之根，而肝即心之苗也。肾属水，肺金乃肾水所自出，然水中有火，元气是也。肺主气，故肾为肺之根，而肺即肾之苗也。

盖人之一身，精神气[1]为主，而魂魄为辅。故心肾为要，而肺肝又次之。且心火下济，能生肾中元气；肾水上行，能生心中之血，亦交济而有功也。若心血不足，则心火上升，而肾中元气亦虚；元气不足，则肾水下泄，而心中之血亦少。脾土固生肺金，然戊土生肺金，而己土亦生肝木，故脾和则传气于肺，传血于肝，而肺肝皆得其宜。且火生土，自能引心火下济，以长肾中元气；土克水，自能引肾水上行，以壮心

[1] 精神气：《仙术》作“精神”。

中之血，正不得视为但[1]生肺金也。

故治心病，心火盛则宜清天河水、退六腑以补心血；惟实火动者，宜清心经。治肾病[2]，肾中元气虚寒[3]，则宜推三关、补肾水以壮肾中元气；若小便赤涩乃肾经火动，宜清肾经。治肝病，肝中火盛，宜推肾水、清肝经；肝中血虚，宜推补脾土。治肺病，肺中实火动，宜清肺金[4]；虚火动，宜清肺经，兼推脾土[5]。治脾病，饮食不进，宜补脾土；饮食不消，宜推脾土[6]。

人之饮食入口，自胃管入胃，其滋味渗入五脏，其质入于小肠，乃化之而入于大肠，始分清浊。其渣滓浊者，结于广肠。其津液清者，入于膀胱。自膀胱又分清浊，其浊者入于便溺，其清者入于胆中。胆引于脾，脾散于五脏，为涎，为唾，为涕，为汗。其滋味渗于五脏，乃成五汁，五汁同归于脾。脾和乃化血，行于五脏六腑[7]，而统之于肝。血生气，行于五脏六腑[7]，而统之于肺。血气化精，统之于肾。精生神，统之于心。精藏二肾之间，谓之命门。神藏心中之窍，谓之心血[8]。

---

1 但：《仙术》作“脾土”。

2 肾病：原作“心病”，据《仙术》改。

3 虚寒：原作“虚火”，据《仙术》改。

4 肺金：《仙术》作“肺经”。

5 兼推脾土：《仙术》作“再补肺经，兼推补脾土”。

6 推脾土：《仙术》作“推补脾土”。

7 六腑：原作“五腑”，据《仙术》改。

8 心血：《寿世保元》作“元气”。

故治胃病，饮食不消，宜推脾土，推大肠，运八卦。治胆病，口中作苦，宜推补脾土[1]。治大肠病，大便秘结，宜推大肠，退六腑，小横纹，肚角穴；泄泻宜补大肠。治小肠病，气吼干呕，宜横纹推向板门，掐精宁穴。治膀胱病，小便淋漓，宜退六腑，清肾水，小横纹，运八卦，清天河水。治命门病，元气虚，宜推补脾土，补大肠，运八卦。分病治理，无不验[2]也。

---

1 推补脾土：《仙术》作“推脾土”。

2 验：《仙术》作“愈”。

推拿小儿诀[1]

（凡推拿俱男左手女右手）

凡治小儿者，先观面目，次验指纹，再诊脉，则病症亲[2]矣。须分经理治。

口中插舌（即蛇丝惊），乃心经有热，以退六腑、水里捞明月、清天河水为主。

口渴（即潮热惊），乃气虚火盛，以清天河水[3]为主。

四肢冷弱，以推三关、补脾土、推[4]四横纹为主。

头向上，以运八卦、补脾土为主。

眼翻白，掐五指节，清心经为主[5]。

肚响，是脾土虚气，以分阴阳、补[6]脾土为主。

四肢乱舞，掐五指节，清心经为主。

四肢掣跳，寒热不均，掐五指节，分阴阳为主。

口吐白涎，有痰，推肺经为主（吐法急用）。

---

[1] 推拿小儿诀：本节《秘诀》《医学研悦》名“治男女诸般症候并治法”。

[2] 亲：准，准确。

[3] 清天河水：《秘诀》《医学研悦》作“大推天河水”。

[4] 推：原无，据《仙术》补。

[5] 掐五指节，清心经为主：《秘诀》《医学研悦》作“推三关，擦五指节为主”。

[6] 补：《仙术》作“推”。

哑不能言，是痰迷心窍，推肺经与心经为主（吐法急用）。

眼不开，气血虚，推肾水为主。

眼翻白，偏左右，拿二人上马穴，掐小天心为主。

眼白，推肾水，运八卦为主（要知眼白非眼翻白也）。

头偏左右，有风，分阴阳，掐五指节为主。

面虚白唇红，补脾土，推肾水[1]为主。

遍身潮热，乳食所伤，补脾土[2]，推肾水为主。

气吼虚热，补脾土，推肾水为主。

口唇白，气血虚弱，补脾土为主。

肚胀，气血虚弱，补脾土，分阴阳为主。

青筋裹肚，有风[3]，补脾土，掐五指节为主。

吐乳有寒，分阴阳，补脾土为主。

饮食俱[4]进，人事瘦弱，胃火盛[5]，退六腑，清天河水为主。

眼向上，分阴阳，推肾水，运水入土为主。

哭声号叫，推心经，分阴阳为主。

鼻流清水，推肺经为主。

四肢向后，推脾土、肺经[6]，摆尾为主。

---

1 补脾土，推肾水：《秘诀》《医学研悦》作“推脾土、肾水”，《仙术》作“补脾土、肾水”。

2 补脾土：《秘诀》《医学研悦》《仙术》作“推脾土”。

3 青筋裹肚，有风：原作“青筋肚里有风”，据《秘诀》《医学研悦》改。

4 俱：《医学研悦》作“虽”。

5 胃火盛：《秘诀》《仙术》作“有盛火”，《医学研悦》作“有火”。

6 肺经：原作“脾经”，据《秘诀》《医学研悦》《仙术》改。

眼黄，有痰，清肺经，推脾土[1]为主。

大小便少，退六腑，清肾经为主。

口歪，有风，推肺经，掐五指节为主。

掐不知痛，有风麻[2]，推脾土，掐五指节为主。

到晚昏迷，推肺经为主。

咬牙，补肾水，分阴阳为主。

惊风[3]，哭声不出，清心经，分阴阳，掐威灵穴为主。

脸青，推三关，推肺经为主。

遍身掣，有风，掐五指节，补脾土，凤凰单展翅为主。

身寒掣，推三关，揉涌泉穴为主。

头靠胸[4]，哭不出声，推肺经，擦四横纹为主。

手抓人，推心经，退六腑为主。

大叫一声即死，推三关，拿总位穴[5]（又名合骨穴），清天河水，捞明月为主。

干呕，掐精宁穴为主。

临晚啼哭，心经有热，清天河水为主。

肚痛，掐[6]一窝风为主，并拿肚角为主。

鼻流鲜血，五心热，退六腑，清天河水，捞明月为主。

---

1 清肺经，推脾土：原作"清脾经，推脾"，据《秘诀》《医学研悦》《仙术》改。

2 麻：《医学研悦》作"麻木"。

3 惊风：《仙术》同，《秘诀》《医学研悦》无。

4 头靠胸：《仙术》同，《秘诀》《医学研悦》无。

5 总位穴：《秘诀》《医学研悦》作"合骨穴"。

6 掐：《秘诀》《医学研悦》作"擦"。

一掣一跳，推心经，掐五指节，补脾土为主。

两眼看地，补脾土，推肾水，擦四横纹为主。

卒中风，急筋吊颈，拿合骨穴，掐威灵穴为主。

吐血，胃热也，当清胃经。[1]

以上治法，虽各有所主，却非专[2]推此也，各经俱要推，只在人活变作用[3]，遍推遍妙，有益而无损也。

---

[1] 吐血……当清胃经：本句诸本皆无。

[2] 专：原作“常”，据《仙术》改。

[3] 作用：《仙术》作“用之”。

推拿歌[1]

心经有热作痴迷，天河水过入洪池；
肝经有病眼多闭，推动脾土病即退；
脾土有病食不进，推动脾土效必应；
胃经有病食不消，脾土大肠八卦调；
肺经有热咳嗽多，可把肺经久按摩；
肾经有病小便涩，推动肾水可[2]救得；
大肠有病泄泻多，可把大肠用心[3]搓；
小肠有病气来攻，横纹板门精宁通；
命门有病元气虚，脾土大肠八卦推；
三焦有病生寒热，天河六腑神仙诀；
膀胱有病作淋疴[4]，肾水八卦运天河；
胆经有病口作苦，只用妙法推脾土；
五脏六腑各有推，千金妙诀传千古。

---

[1] 推拿歌：《秘诀》作“看五脏六腑定诀歌”，《医学研悦》称“五脏六腑歌”，《针灸大成》作“手法歌”，《推拿直录》作“推拿手掌五脏六腑歌诀”。

[2] 可：《秘诀》《医学研悦》作“必”，《针灸大成》作“即”。

[3] 用心：原作“同心”，据《秘诀》《仙术》改。

[4] 淋疴：原作“淋漓”，据《秘诀》《针灸大成》《医学研悦》《仙术》改。

又推拿歌[1]

小儿发汗如何说，只在三关用手诀；
再掐心经与劳宫，热汗如雨便休歇[2]；
不然重[3]掐二扇门，热汗立至何愁雪。
若治痢疾并水泻，重推大肠经一节；
侧推虎口见工夫，再推[4]阴阳分寒热。
若问男女咳嗽诀，多推肺经是法则；
八卦离起[5]到乾宫，中间手宜轻着些。
凡运八卦开胸膈，四横纹掐和气血；
五脏六腑气候闭，运动[6]五经开其塞。
饮食不进儿着吓，推动脾土就[7]吃得；
饮食若进人事瘦[8]，曲指补脾何须歇。

---

1 又推拿歌：原作“推拿歌”，原目录作“又”，据《仙术》改。《秘书》称“推拿小儿总诀歌”，《推拿直录》作“马郎捷径手法歌诀”。

2 便休歇：原作“便体歇”，据《秘诀》《秘书》改。

3 重：原作“更”，据《秘诀》《秘书》《仙术》改。

4 推：原作“分”，据《秘诀》《秘书》《仙术》改。

5 离起：原作“离宫”，据《秘诀》《秘书》《仙术》改。

6 运动：原作“多运”，据《秘诀》《秘书》《仙术》改。

7 就：原作“即”，据《秘诀》《秘书》《仙术》改。

8 事：原误作“意”，据《秘诀》《秘书》改。

若还小便红赤涩，小横纹与肾水节，
往上推之便为清[1]，往下推之为补诀。
小儿若着风水惊，多掐五指指之节[2]。
大便闭塞久不通，盖因六腑有积热；
小横肚角要施功，更掐肾水下一节。
口出臭气[3]心经热，只要天河水清澈，
上入洪池下入掌，万病之中都去得。
若是遍身不退热，外劳宫上多揉些；
不问大热与小炎，更有水里捞明月。
天门虎口斗肘诀，重揉顺气又生血。
黄蜂入洞医[4]阴症，冷气冷痰俱治得。
阳池穴掐[5]止头痛，一窝风掐肚痛绝。
威灵总心救暴亡，精宁穴治打逆咽。
男女眼若往上翻，揉掐小天心一穴；
二人上马补肾经，治将[6]下来就醒些。
男左三关推上热[7]，退下六腑冷如铁；
女右三关退下凉，推上六腑又生热。

---

1 往上推之便为清：《秘诀》作“往上推而为之清”，《仙术》作“往上推去为之清”。

2 指之节：原作“节之节”，据《秘诀》《秘书》《仙术》改。

3 臭气：原作“真气”，据《秘书》《仙术》改。

4 医：原作“治”，据《秘诀》《秘书》《仙术》改。

5 穴掐：原作“掐之”，据《秘诀》《秘书》《仙术》改。

6 治将：《仙术》同，《秘诀》作“即时”，《秘书》作“治得”。

7 推上热：《秘诀》《仙术》作“推发热”。

寒者温之热者清,虚者补之实者泻。

仙人留下救儿法[1],后学殷勤记清切[2]。

---

1 仙人留下救儿法:《秘诀》作"仙人传下救孩童",《秘书》作"仙人留下救儿诀",《仙术》作"仙人留下救儿童"。

2 记清切:《秘诀》作"当切切",《仙术》作"记事切",《秘书》作"谨慎些"。

四症八候说

何为四症，惊风痰热是也，总谓之惊风。何谓八候，手足伸缩为搐，十指开合为搦，欲相扑捉为掣，四肢寒动为颤，身长伸仰为返[1]，势若开弓为引，常若嗔怒为窜，露睛不活为视。

而八候之中，惟搐为多[2]，其发又有时刻。寅卯时发，目上视，手足摇，流涎，颈项强，此肝火太旺[3]（法当多退六腑，推肾经，地黄丸、泻青丸[4]主之）。巳午未时发，身热神悸，目上视，睛赤，牙闭紧，口流涎，手足动，此心火太旺（法当多退六腑，推肾水[5]，泻心、导赤散主之）。申酉时发，气喘，目微斜，睡则露睛，手足冷，此乃脾伤（法当多分阴阳，推脾经，益黄散、泻青丸主之）。亥子时发，喉中有痰，食不消，睡多不醒，此亦脾病（法当分阴阳，推心经，推脾土，急用吐法，益黄散、泻青丸[6]主之）。凡

---

1 身长伸仰为返：《秘诀》作“身仰为返”，《仙术》作“身体长伸为返”。

2 为多：《秘诀》《仙术》作“独多”。

3 太旺：原作“大极”，据《秘诀》《仙术》改。

4 泻青丸：《秘诀》作“泻肾丸”，《仙术》无。

5 推肾水：《秘诀》《仙术》作“推肺经、肾水”。

6 泻青丸：《秘诀》《仙术》作“导赤丸”。

药大人[1]用之，小孩[2]只宜推拿即愈（前四段清补俱未细分，只以推字该[3]之，须细看诸穴，推法录后）。

急惊慢惊，古者所谓阴阳痫是也。急者阳盛而阴亏，慢者阴盛而阳亏。阳动而燥疾，阴静而迟缓。皆由脏腑虚而得之，虚即发热，热即生风。是以[4]风生于肝，痰生于脾，惊出于心，热生于肺，而心亦生热，合为四症。

---

1 大人：《秘诀》"大者"，《仙术》作"儿大者"。

2 小孩：《秘诀》"小者"，《仙术》作"儿小者"。

3 该：同"赅"，概括。

4 是以：原作"昰以"，据《准绳》改。

汗 法

小儿无他病，惟有风、寒、水湿、伤乳、伤食之症，故风寒急宜令出汗，伤乳、伤食，急宜令吐其乳食，或泻下乳食，然风裹乳食者尤多，则汗下二者[1]，又不如吐之速也。

如小儿乍寒乍热[2]，或鼻流清涕，或昏闷，一切急慢惊风等症，医者以右手大指面蘸葱姜汤，于儿鼻两孔着实揉擦[3]数十次，谓之洗井灶[4]，以通脏腑之气。随[5]用两大指俱蘸汤，擦鼻两边数十次，由鼻梁、山根，推上印堂数十次。又用两手[6]中名小六指，将病者两耳扳转向前[7]，掩其两耳门，而以两大指，更迭上推[8]。自印堂而上，左右分抹眉

---

[1] 二者：《仙术》作“二法”。

[2] 乍寒乍热：《秘诀》作“作寒作热”。

[3] 揉擦：《秘诀》作“擦洗”，《仙术》作“洗擦”。

[4] 洗井灶：原误作“洗井皂”，据《秘诀》《仙术》改。

[5] 随：原作“遂”，据《秘诀》改。

[6] 两手：原作“两”，据《秘诀》《仙术》补。

[7] 将病者两耳扳转向前：原作“板转小儿头向前”，据《秘诀》改。

[8] 上推：原作“相推”，据《秘诀》《仙术》改。

额、眼泡[1]各数十下，至两太阳穴，揉擦[2]之，各数十下。遂将[3]全手摩擦囟门额脑[4]，亦数十下。临后将两大指拿住两太阳穴，两中指拿住两风池穴（后脑下颈项之上[5]，两边软处，即风池穴），四指一齐着力拿摇一会[6]，小者令其大哭，即有汗出。亦有当时无汗者，以后渐渐自有汗耳。又或用手擦其肺俞穴（背后边反手骨边软处[7]，即肺俞穴，但擦要轻，带汤擦，恐伤皮肉）。又有揉[8]一窝风，揉内劳宫，掐[9]二人上马。又有一擦心经，二推[10]劳宫，推上三关，引开毛孔[11]，若要汗而汗不来，再掐两扇门，揉儿右手心，微汗出即止。

此出汗[12]诸法，不拘何症，宜先用之。若风寒症，得汗出即减大半矣，真除病之要法[13]也。但推后须用手掌拭干头

---

1 眼泡：《秘诀》《仙术》作“眼胞”。

2 揉擦：《秘诀》《仙术》作“揉掐”。

3 将：原无，据《秘诀》《仙术》补。

4 额脑：《秘诀》作“头脑”。

5 后脑下颈项之上：原作“脑后头顶之上”，《仙术》作“脑后头项之上”，据《秘诀》改。

6 会：原作“回”，据《仙术》改。

7 此句“背”原作“皆”，“软”原作“孔”，均据《秘诀》改。

8 揉：原作“擦”，据《秘诀》《仙术》改。

9 掐：原作“擦”，据《秘诀》《仙术》改。

10 推：《秘诀》《仙术》作“揉”。

11 毛孔：《秘诀·阳掌诀法》作“毫毛孔窍”。

12 出汗：《秘诀》作“取汗”。

13 要法：《秘诀》作“通术”，《仙术》作“要术”。

面，不然恐又招风也。若自汗者，亦用此法以取其正汗[1]，凡汗后[2]须推脾土以收之。

[1] 正汗：原作“止汗”，据《秘诀》改。正汗：经调摄治疗后全身持续、缓和、微微的汗出，有别于病理状态下的异常汗出（邪汗）。

[2] 汗后：原无“汗”，据《秘诀》《仙术》补。

吐法

凡小儿风寒、水湿、伤乳、伤食，或迷闷不爽，心中[1]饱满，不进乳食，或咳嗽多痰，并呕吐，一切急慢惊风，暂感久感，既先用汗法毕，随[2]将左手托住后脑，令头向前，用右手中指插入喉间，按住舌根，令其呕吐。无论有乳食有痰，即时吐出。若初起者，一吐即减大半，再照症推之，无不愈者。但儿有牙关紧者，须拿牙关穴，口便开。以硬物如笔管之类，支其牙根[3]，然后入指，庶不被咬。又入指时须从容，勿伤儿咽喉方妙。盖风寒、水湿、伤气、伤乳、伤食，停积胃脘间，久之遂成他症，故一吐即愈矣。即胃脘无停积者，用此亦能通脏腑之滞。又有由板门推下横纹令吐者，不如按舌[4]吐之速也，比用药吐，则远胜矣。

---

[1] 心中：《秘诀》作“胸中”。

[2] 随：原作“遂”，据《秘诀》改。

[3] 支其牙根：《仙术》“根”作“龈”，《秘诀》作“填其齿龈”。

[4] 舌：《秘诀》作“舌根”。

下 法

凡儿不能言者，忽然恶哭不止，即是肚痛。须对面将两手搂抱其肚腹，久久揉擦[1]（如揉[2]衣服之状）。再用手掌揉摩其脐，左右旋转数百回，每回三十六转。随[3]用两手于肚两边，推下膀胱数十下或百下，并将心口推下小肚数十下或百下，揉之如法，日久自然消化。又有横纹推下板门则泻[4]之法，亦可并用。

[1] 揉擦：《秘诀》作“揉之”。

[2] 揉：《秘诀》作“搓揉”。

[3] 随：原作“遂”，据《秘诀》改。

[4] 泻：原作“泄泻”，据《秘诀》《仙术》改。

推拿宜用诀[1]

分阴阳，诸病皆用，而风寒，潮热，泄痢，膨胀[2]，尤宜用之。

推上三关，诸病皆用，而中寒湿，肾气虚弱，尤宜用之。

退下六腑，诸病皆用，而心经有热，尤宜用之。

天门入虎口，泄痢，肚胀用之。

直指清脾土，饮食不消，胀饱用之。

曲指补脾土，饮食不进，人事瘦弱，肚起青筋用之。

推肺经，揉掐离乾[3]（离上起，乾上止，两头重，当中轻），喘咳[4]多痰，昏迷呕吐，用之。

推肾水、小横纹，小便短少，可以补，小便赤红，可以清。

推肾水、小横纹，退下六腑，二便闭结，人事昏迷，粪黄者用之。

推掐总位，清天河水，口内生疮，遍身潮热，夜间啼哭，四肢常掣用之。

运五经，肚胀，气血不和，四肢常掣用之。

---

[1] 推拿宜用诀：《秘诀》在“阳掌诀法”和“阴掌诀法”两节中。

[2] 膨胀：《秘诀》《仙术》此后有“呕吐”。

[3] 离乾：原作“离宫”，据《秘诀》《仙术》改。

[4] 喘咳：《仙术》作“喘嗽”。

运八卦，胸膈迷闷，肚胀，呕吐，气喘，打逆[1]，饮食不进用之。

推四横纹，人事瘦弱，不思饮食[2]，手足常掣，头偏左右用之。

运土入水，肝木火旺[3]，水谷不分，水泻用之。

运水入土，水盛土枯，五谷不化，痢疾用之。

揉掐小天心，眼翻白，头偏左右[4]，肾水闭结用之。

掐大指面巅，迷闷，气吼，干呕，作呕用之。

揉掐二人上马，清补肾水，肚痛用之。

揉掐外劳宫，遍身潮热，肚起青筋用之。

揉掐一窝风，肚痛，眼翻白，一哭一死用之。

掐五指节，伤风，被水惊，四肢常掣，面青白色[5]用之。

揉掐精宁穴，气吼，干呕用之。

二扇门两手揉掐，中指为界[6]，发汗用之。

---

1 打逆：《秘诀》作“打噎”。

2 不思饮食：《秘诀》作“乳食不思”。

3 肝木火旺：《秘诀》作“脾太旺”。

4 头偏左右：《秘诀》作“偏左右”。

5 面青白色：《秘诀》作“面青色”。

6 中指为界：《秘诀》《仙术》作“平中指为界”。

身中十二拿法

一拿两太阳穴，属阳明经，能令人醒。

二拿耳后穴，属肾[1]，能去风。

三拿肩井穴，属胃[2]，能出汗。

四拿奶旁穴，属胃[2]，能止吐。

五拿曲尺穴[3]，属肾[4]，能止搐。

六拿肚角穴，属大肠[5]，能[6]止泻。

七拿百虫穴，属四肢，能止惊。

八拿琵琶穴[7]，属肝[8]，能清神。

九拿总位穴（又名合骨），通十二经，能开关。

十拿鱼肚穴，属小肠[9]，能止泄，醒人事。

十一拿膀胱穴，能通小便。

十二拿三阳交穴，能通血脉。

---

1 肾：《秘诀》作“肾经”。

2 胃：《秘诀》作“胃经”。

3 曲尺穴：相当于“曲池穴”。

4 肾：《秘诀》作“肾经”。

5 大肠：《秘诀》作“太阳”。

6 能：原无，据《秘诀》《仙术》补。

7 琵琶穴：《厘正按摩要术》：“琵琶在肩井下，以大指按之，能益精神。”

8 肝：《秘诀》作“肝经”。

9 小肠：《秘诀》作“小肠经”。

拿法说

凡小儿骤感而轻，可不必拿，若久感而沉重者，必须用拿以试之。医者以右手大指，跪于小儿总位上（即总心穴），而以中指于一窝风处，对着大指，尽力拿之。此法急惊拿之即醒。或医者用右手食中二指，夹小儿中指[1]甲梢，却用大指当所拿中指甲巅，一折拿之。或[2]医大指甲巅，掐入病人中指[3]内者，尤为得力。

凡于病者应拿处，或掐[4]，或推摩[5]，皆谓之拿也。

凡看病入门，必先用此以试之，如拿之而病者一声哭醒，即连哭数声者，可生之兆也。遂照病依法，轻者推之即愈，重者推久亦愈。如拿之而口撮如鱼口样，声如鸦声样者，并难治也，然亦当尽心用力，冀其万一之生也。

---

1 中指：《秘诀》《仙术》作“左手中指”。

2 或：原无，据《秘诀》《仙术》补。

3 中指：《仙术》作“中指甲”。

4 或掐：《仙术》作“或掐，或捏”。

5 推摩：《仙术》作“揉摩”。

拿牙关穴法

牙关穴在两耳腮[1]尽处，如要用指按舌取吐，病者口闭不开，医者将大指中指，着力拿其牙关穴，自开，切不可用剪拗[2]开，小儿未生牙者，恐伤其肉也。

---

[1] 耳腮：《秘诀》作“牙腮”。

[2] 拗：《秘诀》作“拘”。

推法说

凡男推左手，女推右手。医人以右手大指面，蘸汤水于其穴处，向前推也。故大肠、心经、肺经、肾经皆曰推。虽脾土有清有补，亦谓之推。以及板门向横纹，横纹向板门，莫不谓之推也。而惟阴阳穴有分之说，分亦谓之推也。三关六腑推退不一名[1]，而实皆谓之推也。八卦谓之运，土入水，水入土俱谓之运，医人以右手大指运也，而实亦谓之推也。

凡推蘸汤水，要干湿得宜，过湿不着实，过干恐伤皮肤。拿则不用水也。

---

[1] 推退不一名：《仙术》作“虽有推退之名”。

分阴阳推三关退六腑说

凡男女之有恙，皆由于阴寒阳热[1]之失调，故医之[2]即当先为之分阴阳，次即为之推三关，退六腑穴（穴各载后）。如寒多，则宜热之，多分阳边与推三关；热多，则宜凉之，多分阴边与退六腑。然阴阳寒热，必须[3]相济，不可偏寒偏热。如要热，分阳边一百下，则分阴边亦二三十下；要凉，分阴边一百下，则分阳边亦二三十下。此亦燮理阴阳之一法[4]也。推三关、退六腑亦然。如不寒不热，则各手平分[5]，在人心之活法也。

---

[1] 阴寒阳热：《秘诀》的寒、热为小字注文，《仙术》作“阴阳寒热”。

[2] 医之：《仙术》作“医人”。

[3] 必须：原作“必用”，《仙术》同，据《秘诀》改。

[4] 之一法：《秘诀》作“之义”，《仙术》作“之法”。

[5] 平分：《秘诀》《仙术》作“平分平推”。

男女推拿说

凡男推[1]左手，女推[1]右手。推者，以指蘸汤，于当推之处，向前推。拿者，以指于当拿之处，或掐，或揉，皆谓之拿。

又有次第[2]，每病必先用面上取汗、喉中取吐法，遂[3]于手上分阴阳，次推三关，次退六腑，再照各病所宜推之处[4]而推之，方不紊也。

---

1 推：《秘诀》作"推拿"。

2 次第：《仙术》同，《秘诀》作"次序"。

3 遂：《仙术》同，《秘诀》作"次"。

4 宜推之处：《仙术》作"宜先推之指"，《秘诀》作"应先推之指"。

阳掌诸穴推法

分阴阳者，以两大指从总心处，两分推之。能分寒热，平气血[1]。如要热，多分阳边，要寒，多分阴边。

推三关者，以大指于分阴阳处，至天河水旁推之。男从大指下推至天河水旁，谓之推上三关。要热，则多推此。女从天河水旁推至大指下，谓之退下三关。要凉，则多推此。凡推上三关，大补肾中元气；退下六腑，大补心中元精，即心血也。

退六腑者，以大指自曲池[2]旁内边[3]，至天河水边推之。男自曲池[2]内边，推至天河水旁，谓之退下六腑。要凉，则多推此。女从天河水边[4]，推至曲池[2]旁，谓之推上六腑。要热，则多推此。要知三关六腑俱要推，不可偏废，但[5]分多少耳(推三关，退六腑，或多以女与男同推，似乎非也)。

推脾土者，大指上二节属脾土，下一节属胃土。曲其指向下推之，谓之补，取进饮食之意。直其指向下推之，谓之

---

1 气血：《仙术》作“血气”。

2 曲池：《仙术》作“曲尺”。

3 内边：原作“内过”，《仙术》作“两边”，据文义，并参考下文改。

4 边：《仙术》作“内边”。

5 但：原作“俱”，据《仙术》改。

清，取消饮食之意。惟大便不通及邪热太盛宜清，余症只宜补之。清即推[1]也。此指不宜向上推。

推肝木者，食指正面属肝木。小儿肝火动，则眼目昏闭，宜向上推之，谓之清肝木。但火盛则伤脾，故退肝家之热，又必以补脾土为主。若向下推，谓之补肝木，须知肝火不可补。

推大肠者，食指外侧面属大肠。凡脐[2]下痛者，是大肠有火，多生痔虫，宜向上推之，谓之清大肠。泄泻者，宜向下推之，谓之补大肠（或谓正面属大肠，非也）。

推心火者，中指正面属心火。小儿心火动，口疮弄舌，大小眼角赤红，小水不通，皆宜向上推之，谓之清心火。至受惊者，尤宜清此，然亦不可过清。若向下推，谓之补心火，须知心火不可补。

推肺金者，无名指正面属肺金。风寒入肺固嗽，伤热亦嗽。热宜向上推，寒亦宜略向上推，谓之清肺金。若向下推，谓补肺金。惟虚者宜先补而后清，清后又宜补。小儿嗽咳、痰喘必推此，惊亦必推此。然须知小儿长喘是肺中虚火，短喘是肺中实火。

推肾水者，小指正面属肾水，外侧面属小肠。向下推为补，向上推为清。补因肾水虚弱，清因小便赤黄。清退脏腑热，补因小便短少。然清却不可过多。

推板门、横纹者，大指下一块平肉如板，名曰板门，掌上

---

1 推：原作“补”，据《仙术》改。

2 脐：原作“脑”，据《仙术》改。

第一纹，名曰大横纹。自板门推向横纹，止痢疾，或要吐用之；自横纹推向板门，止呕吐，或要泻用之。

清天河水者，自总心至曲尺正中间，名曰天河水。由天河水推向曲尺，谓之天河水过入洪池，即清天河水也，能清心火。由天河水推向手掌，谓之取天河水，亦清心火（洪池即曲尺穴）。

推内劳宫者，在手中心。男左旋推之，能清心火[1]。由天河水推向手掌，谓之取天河水，亦清心火。女右旋推之，亦能清心火。须辨清左右，不可妄用。若妄用，不但不能清心火，且补心火矣。切记切记！

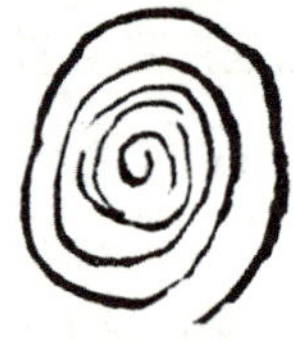

此为左旋

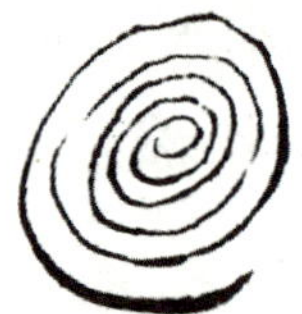

此为右旋

揉小天心者，在手心坎位正中。有急喘大实热症，用手掐之，再用水里捞明月法，能清心火（有大天心，对小天心而言，在天庭中。小儿病目，揉此甚效。以我大指按揉之。眼珠上视往下揉，眼珠下视往上揉，两目不开左右揉，口眼歪斜亦必揉此[2]）。

水里捞明月者，以水置病者手心，医人以食指杵[3]，从内

---

[1] 能清心火：此后《仙术》有“若右旋推之，则补心火矣。”

[2] 有大天心……必揉此：《秘书》略同。《仙术》无。

[3] 杵：底本误作“杆”，据《秘诀》《仙术》改。

劳宫左旋（女右旋），如捣物状，口吹气，随指而转数回，径[1]推[2]上天河水，此退热之良法也，兼能清心火，须数次方妙。又有自小指根，由掌边推至小天心，亦谓之水里捞明月，亦能清心火。

天门入虎口者，天门在大指内侧面，上节第一纹中，及食指外侧面，上节第一纹中。虎口在大指食指中间凹处。自大指第一纹推入虎口，自食指第一纹[3]下推入虎口，俱谓之天门入虎口，能生血顺气。大肠亦在食指外侧面，须知大肠自指梢推至指根便住，天门自第一纹下推入虎口方住。

合阴阳者，以两大指从阴阳处两边，向内合来。盖因痰涎壅盛上涌，故掐肾水经一节除热，然后合阴阳，向天河水极力推至曲池，而痰即散矣。

运八卦者，自乾宫起，左旋推至兑宫，为一运。能开胸[4]化痰，除饱胀。但离宫却要轻推，恐带动心火也。切记！

运五经者，即五指根纹，来回横推，名运五经，所以开脏腑之滞塞，以通其气。又单五指根纹，亦谓之五经。来回横推，亦通滞塞。[5]

推四横纹者，在食、中、名、小指根，合四指根纹而名之

---

[1] 径：原作“经”，据《秘诀》改。

[2] 推：原作“退”，据《秘诀》《仙术》改。

[3]（第一纹）中……自食指第一纹：原缺，据《仙术》补。

[4] 胸：《仙术》作“胸膈”。

[5] 又单五指根纹……亦通滞塞：底本无，据《仙术》补。《仙术》此句与下文“又小指根纹，亦谓之四横纹。掐之，亦能和气血”均为小字注文。

者也。内外两指掐之，能和气血。又小指根纹，亦谓之四横纹。掐之，亦能和气血，且清热。

小横纹者，在小指外侧面。向上推之清热，向下推之补肾。又肾水下[1]一节，亦谓之小横纹，掐之亦能清热。又小指根下[2]第一条大横纹[3]，亦谓之小横纹，掐之，亦可清热。

掐五指节者，五指凡有纹处，谓之五指节。内外两边掐之，能止惊，清肝，开气，开痰，又开血。

运水入土者，自肾水起，靠掌边[4]推至脾土止，谓之运水入土，能止痢疾。

运土入水，自脾土起，靠掌边推至肾水止，谓之运土入水，能止水泻。

揉掐总位者，总位即总心也，又名合骨穴。对一窝风两边[5]拿之，能开关。

---

[1] 下：原无，据《仙术》补。

[2] 根下：原无，据《仙术》补。

[3] 大横纹：《仙术》作“大纹”。

[4] 掌边：原作“边”，据《仙术》补。

[5] 两边：《仙术》作“用两指”。

阴掌诸穴推法[1]

二人上马者，无名指根下，小指根下，中间凹处，谓之二人上马。用两指对掐，能补肾经，亦能止肚痛。

外劳宫者，在掌背中心，与内劳宫对。左旋揉之，能清心火。

又有自外劳宫，推至大陵位，以取吐泻。大陵位在外劳宫下，手背末节骨节处，在一窝风之上。从外劳推至大陵位者，取小儿吐痰。又从大陵反转至外劳，以泻心热。然以我手大指左转三来，又必右转一摩，左从重，右从轻，以取吐泻神效。但此九重三轻手法，最易忽妄，须用心切记，方不错乱。若错乱，即不能止吐[2]矣。

二扇门者，在中指根下，外劳宫两旁空处。用两大指对掐，通心气，亦能出汗。

威灵穴，在食指中指下中间空处寸许，无名指小指下中间寸许。掐之，能止惊。又手掌下与分阴阳处对，亦谓之威灵穴。掐之，亦能止惊[3]。

精宁穴，在两威灵穴下寸许。掐之，能止惊。又手掌下

---

[1] 阴掌诸穴推法：原书目录和正文误作“阴阳诸穴推法”，据《仙术》改。

[2] 止吐：原作“上吐”，据文义改。

[3] 止惊：原书此后有“宁”，据《仙术》删。

与分阴阳处对，亦谓之精宁穴。掐之，能止气吼干呕。

一窝风，在掌背下手腕中心处。掐之，能止肚痛。

阳池穴，在一窝风下，与天河水背面，两处正中间。掐之，止头痛。又掌背与坎宫对处，亦谓之阳池。掐之，亦能止头痛。

遍身上下诸穴推法

掐中指巅，以大指甲入儿中指甲内，尽力掐之，能止惊。与前总位，不拘急慢惊风，拿之即醒。凡入门治病，尤宜掐此以试之。掐之即连哭数声，可治。如拿之而鱼口鸦声，难治矣。

揉离乾者，以大指面于离上起，至乾上止，两头重，当中轻，能止咳嗽。

太阳穴，在两眉梢头，并风池穴，四指重拿出汗。太阳穴能令人醒，属阳明经。

风池穴，在两耳骨后，合两太阳穴，拿之出汗。耳后穴，能去风，属肾。

肩井穴，在两肩膊窝内，拿之出汗，属胃。

膻中穴，在心窝上胸正中[1]，揉之开胸化痰，且除肺家风寒邪热。

又有中脘穴，在心窝下。胃府也，积食积滞在此。揉此穴，放小儿卧倒仰睡，以我手掌按而揉之，左右揉，则积滞食闷即化矣。

奶旁穴，在两奶外，拿之止吐，亦止嗽，属胃。

---

[1] 正中：原作“中正”，据《仙术》改。

曲池穴[1]，在两胳膊中曲处，拿之止搐，属胃。

肚角穴，在小腹尽处，拿之止泻，止肚痛，并利小便，属太阳。

百虫穴，在腹两旁边大腿上面，膀胱上，拿之止惊，并止搐，属四肢。

膀胱穴，在小腹两旁，拿之通小便。

精神穴，即琵琶穴，在肺俞左右凹处，肩井骨下。拿之，能生人[2]精神，清神气，属肝。或曰精神、琵琶二穴，在胸前左右凹处，肩井骨下。

章门穴，在脐两旁略下，往下推利泄[3]，往上推止泻。

走马穴，在肩井穴下，奶旁穴上，略向内些，拿之化痰。

脊骨纹，即脊骨后脊梁骨也，尽力遂节掐之，能治风。

龟尾穴（又名尾闾穴），在脊骨尽头处，拿之止泻，揉之亦止泻。

凡旋推俱有清补之分，必须分左右，且男女各异。

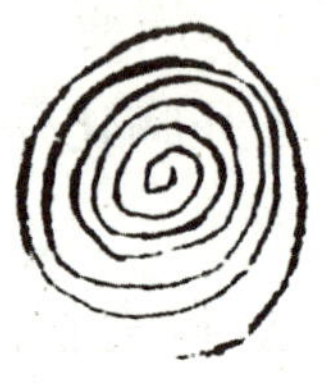

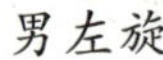
男左旋

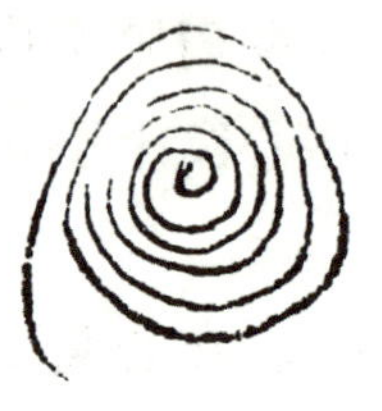
女右旋

[1] 曲池穴：《仙术》作“曲尺穴”。

[2] 能生人：《仙术》作“令人生”。

[3] 下，往下推利泄：原作“往下旁”，据《仙术》改。

腰俞穴，即两腰眼穴，又名肾俞穴。男左旋女右旋。左旋推之止泻，右旋推之[1]为清。女反用之。

肺俞穴，在对心两旁微上处，男左旋推之为补，右旋推之为清，女反用之。能治一切风寒入肺。

总心穴，拿法：以右手大指跪于穴上，以中指于一窝风处，对大指尽力拿之。能醒急惊，通十二经。又名总位[2]穴，又名交骨穴。急慢惊俱[3]宜拿之。

百会穴，即囟门，揉之令人通气血。

揉上天心（即大天心也），在天庭中，揉之利目。儿眼珠往上视，向下揉；往下视，向上揉；揉目不开，左右分揉。

耳根穴，在耳轮住处，掐之令人去风。

牙关穴，在下牙骨两头尽处。牙关紧咬者，拿之即开。

鱼肚穴，在腿肚，拿之止泻，能醒人事。往上推止泻，止痢，属小肠。

三阳交穴，在脚脖两旁，内为阴交，外为阳交，拿之通气血。

委中穴，在鱼肚穴下，往上推，止泻痢。

膝腕穴，在两膝中间曲处，拿之出汗。

鬼眼穴，在膝腕穴下两旁，内为内鬼眼，外为外鬼眼，拿之出汗。

后承山穴，在委中穴下，拿之止惊风，往上推止泻痢。

---

[1] 推之：原无，据《仙术》补。

[2] 总位：原作“额位”，据《秘诀》和上文改。

[3] 俱：原作“但”，据《仙术》改。

又目下视，手足掣跳，宜拿此穴。

鞋带穴，在前承山[1]穴下，即小儿结鞋带处。不醒人事者，拿之即醒。

解裕[2]穴，在足中指巅，拿之令人醒。

涌泉穴，在两足心，揉之能引心火下行。又左旋止吐，右旋止泻。若女则右旋止吐，左旋止泻。

间使穴[3]，在天河水背面，拿之止肚痛。

打马过天河，中指午位为马，以食中二指，弹病者中指甲十余下，随拿上天河位，推至总心[4]，揉按[5]数次；即用食中二指，从天河上，密密打至手弯止，数次。能清心火，而去热生凉。

黄蜂入洞，跪两大指入儿两耳数次[6]，能通气。即前汗法，扳耳掩耳[7]是也。重寒阴症，俱宜用之（或谓以食中二指入儿鼻两孔内揉之，为黄蜂入洞，非。但此法亦可取汗，而不可轻用）。

赤凤摇头，以右手大指二指[8]，拿病者大指头摇摆之，向

---

[1] 前承山：原作“后承山”，据《小儿推拿秘旨》“脚上诸穴图”改。

[2] 解裕：似当作“解溪”，“裕”与“谿”形近。解溪穴之位置，据《小儿推拿秘旨》“脚上诸穴图”，在足背踝关节横纹的中点，鞋带穴稍上。但本书第166页正面图，仍作“解裕穴”，位置在中趾尖。

[3] 间使穴：原作“掐间使穴”，据《仙术》删。

[4] 推至总心：《秘诀》《仙术》均无。

[5] 揉按：《秘诀》作“摇按”，《仙术》作“推按”。

[6] 数次：《秘诀》《仙术》作“数十次”。

[7] 耳：上文“汗法”及《秘诀》均作“耳门”。

[8] 大指二指：《秘诀》《仙术》作“大食二指”。

胸摇[1]为补，向外摆为清[2]。

抖肘法，以左手拿病者曲池，右手拿总心处摆摇之，亦向胸摆为补，向外摆为清[2]，此法能顺气生血。

双龙摆尾，曲按小儿中名二指，拿小食二指摇动之，谓之摆尾。治惊风四肢向后者。

凤凰单展翅，以左手[3]大指，拿病者大指，屈压内劳宫，以食指拿外劳宫；再以右手[4]大指，跪顶外一窝风，并食中二指，拿住内一窝风，左右摆动。治惊风遍身掣者。

飞经走气，以大指到[5]病者总位穴立住，却将食中名三指一站，彼此递而向前，至曲池[6]止，如此数次。治惊风。

猿猴摘果，以手牵病者两手，时伸时缩，如摘果样。治惊风。

按弦搓摩，以右手大指拿曲池，以余四指在背面揉之。治惊风。或谓是将两胁并肚，自上而下，自下而上，两手横搓数十次，非也。但此法亦可治积痰，积气及痞积，疟疾，皆效。

老汉扳缯，以左手握曲池，右手大指甲将儿中指甲向内扳之，作响数次；再从天河推向曲池穴。止惊风。

---

1 摇：《秘诀》作“内摆”。

2 清：《秘诀》作“泄”。

3 左手：《秘诀》作“右手”。

4 右手：《秘诀》作“左手”。

5 到：《仙术》作“列”。

6 曲池：《秘诀》作“手湾”。

总收法，诸法[1]推毕，以此法收之，久病更宜用此法，永不犯。其法以我左手食指，掐按儿肩井[2]陷中，乃肩井穴[3]眼也；又以我右手紧拿小儿食指[4]，伸摇如数，病不复发矣。

---

[1] 诸法：《秘书》作“诸症”。

[2] 肩井：原无，据《秘书》补。

[3] 肩井穴：《秘书》作“肩膊”。

[4] 食指：《秘书》作“食指无名指”。

治法总论

心火有实者，清心火。有虚火者，补肾水，水能克火也；再补脾土，土生金，金生水也。

肺有实火者，清肺火。有虚火者，补肺金，再补脾土，土生金，金旺则火息；再补肾水，水旺则火息也。

肝有实火者，清肝火。有虚火者，补肾水，水旺则木旺也。补脾土，土旺则不泄木气；再清补肺金，金旺则不侵肝木矣。

脾土有实热，宜推脾土。有虚寒虚热者，宜补脾土，再补命门之火，火生土也；再清肝经，木不侵土也；再清补肺，肺不泄土气也。

肾水有实火者，可清肾水。有虚火者，宜补肾水，水旺火自息。虚寒者更宜补也，宜清补肺金，金生水也；宜补脾土，土不克水也。

推拿每次说

盖病有轻重,人有大小。如儿半周两岁为婴儿,三四岁为孩儿,五六岁为小儿,七八岁为龆龄,十岁为稚子,十二岁为童子,皆可用推拿。但病[1]轻者,一二次,或三五次即愈。人大者,非十数次不愈。若病重而人又大,非数十次不愈。故曰每次也。

---

[1] 病:《仙术》作"感病"。

推拿次序说

凡病者必先用面上取汗、喉中取吐法。次于手上分阴阳，次推三关，次退六腑，次照病重推之[1]。如饮食不进先脾土，泄泻[2]先大肠，伤风先肺经，而后次及八卦、横纹、板门、天河水之类，其应推之穴，尤要多推，不妨数百也。

[1] 次照病重推之：《仙术》作“次各应先推之指”。

[2] 泄泻：原作“泻泄”，据《仙术》改。

推各指说

以左手大指二指，拿病者所推之指，以右大指，自指梢[1]推至指根而止。推三关、退六腑，亦以左大指食指中指三指对拿总心处。而三关以右大指推，六腑以右中指推，但俱长不过二寸。

---

[1] 指梢：《秘诀》作“指巅”。

灸 法

小儿自五七岁后，气粗皮厚。如感冒风寒，发热无汗，推拿不能立效，先备葱姜汤粥候用。再用滚水盆中放一小杌[1]，将儿置其上。医者用麻绳一条，向水中浸湿渍干，将病人遍身刮之。遂用灯心草蘸香油，点火于百会穴、两太阳穴、两耳根穴、两肩井穴、四鬼眼穴、两涌泉穴、正心穴、脐内以及遍身诸穴，各灸一次[2]。能食者，与之食姜汤果粥[3]，小者灌之，以被盖出汗。寒天用火一盆置床下，将病人卧于其上，蘸滚水刮之。少顷，汗即出如雨矣。倘病轻有大汗者，不灸亦可。此法甚为神妙，但人多畏灸，殊不知经[4]火一点，不疼不痛，立时爽快，妙不可言，在大人尤宜用此法。善灸者，能令暴响。

---

[1] 杌（wù）：小凳子。

[2] 次：《仙术》作“壮”。

[3] 果粥：《仙术》作“姜粥”。

[4] 经：原作“轻”，据《仙术》改。

针　法

凡小儿有病，针法不可不用。针法一用，病减一半，再照病推拿，无不立效。但针灸后，须用姜汤灌之。语云“筋透三关命必亡”，安可不用针法？如舌左右外摔，针舌尖出血；急惊，针人中出血，可验生死；热极，针中指出血，以泻心火。但小儿肤嫩，勿伤其肉。

又有捏以代针者，医人用两大指，先从眉心推上发际，二十四数；次从眉心分推至太阴太阳，九数；不论寒热虚实，并用自天庭至承浆，各捏一下，以代针法，男女同。再于太阳太阴，或发汗，或止汗，男女相反。再将两耳下垂尖，捻而揉之。再将两手捧头摇之，以顺其气。再看寒热，推三关，退六腑，男女相反。又握小儿手，向总位筋穴，各往侧边分阴阳。再于掌上运八卦，热则左旋，从坎向艮；寒则右旋，从艮向坎，男女相反。遂曲儿小指，重揉外劳宫五六十回。即于五指中节揉捻两次。其他推委中穴，及揉脐与龟尾，看症变化用之。又有自天河掐至虎口者。

节饮食说

婴儿常病，伤于饱也。养儿之法，第一在节其乳食。宁可不时少与之，切不可令一餐极[1]饱。乳食后要忌风，若不知避风，为害不少也。语云：要得小儿安，常受[2]饥与寒。此语有味，但所谓寒者，勿令过暖，非使之感冒风寒也[3]。

凡小儿不拘何病，父母抱之，揉小腹[4]，往上轻轻托抱之。又[5]令人抱其头，左右旋摇数十次[6]，能令五脏冲和，百病消散。即[7]睡时，亦以手按其小腹，功效若神。

又小儿不拘何病，或久病而肌瘦[8]虚弱，或眼皮不起，或咳嗽不出，欲愈不愈者，多因脏腑枯涩[9]，急宜与之滋味（如

---

1 极：《秘诀》《仙术》作"粗"。

2 常受：《秘诀》作"多受"，《仙术》作"常带"。

3 非使之感冒风寒也：《秘诀》作"非令受风寒也"，《仙术》作"非令过寒也"。

4 揉小腹：《秘诀》作"以手掌心贴儿脐下小腹"。

5 又：原无，据《秘诀》补。

6 数十次：《秘诀》作"各数十"，《仙术》作"各数下"。

7 即：《秘诀》作"其"。

8 肌瘦：《秘诀》作"尪瘦"。

9 脏腑枯涩：《秘诀》作"脏腑枯涩，脾气不润"。

荤汤之类),以资[1]其脾胃。大者自食,小者母食。若能食肉,不妨与之,但宜少不宜多[2]。

凡儿每日卧后,用手顺抹其腹,自胸前至脐,轻轻摩四十九数,能顺气消食。

---

[1] 资:原作"滋",据《秘诀》改。

[2] 但宜少不宜多:《秘诀》作"但要逐渐少与,勿令过伤",《仙术》作"但宜小食,勿令过伤"。

辨疟疾[1]

疟疾似惊风、伤寒。但伤寒烧热，每日到晚，不增一分，不减一分，始终毫无间断，只是平平而烧，不抽不惊。此乃伤寒。

惊风烧热[2]，似乎伤寒，而多一抽掣。盖由筋属肝，肝风动而抽掣。肝风入脾，脾动痰，故惊。此乃惊风无寒。

若热疟，烧热虽同，而症实有异。或食滚茶滚汤，或大哭大啼，头面上必有汗。有汗，烧热必退一二分[3]，少顷又照原，便是热疟，此一辨也。

自早至晚，必有一时更甚，或眼翻去，或手足掣，出汗烧热即退，独腹上不退，少顷又烧，每日皆然[4]，此定是热疟，又一辨也。

且喉[5]必有痰，一哭即呕，呕必出痰，定是热疟，又一辨也。若惊风之痰[6]，盘踞乎肺，必不到胃，何能吐出？

---

1 辨疟疾：本篇源自《幼科铁镜·卷三·辨热疟似惊风伤寒》。

2 惊风烧热：原作"无惊风伤热"，据《铁镜》改。

3 一二分：《铁镜》作"二三分"。

4 皆然：原作"昏然"，据《铁镜》改。

5 喉：《铁镜》作"喉内"。

6 痰：原作"势"，据《铁镜》改。

且面上非黄似黄，非白似白，精采[1]似倦不倦，面皮惨惨[2]而无润色[3]，毛孔[4]爽爽而不直竖[5]，两眼瞧人却似无病光景，热疟昭然。此病多发于五六七八[6]月之间，用清脾饮[7]，无有不效。发一二日者，定[8]服五六剂；发五六日者，只服三四剂。亦有误作[9]惊风、伤寒治，或十日二十日，甚至一月不愈者，只须[10]用一二剂。不可一剂不愈，遂作别症也。

又有热疟，一日一烧，烧有定期[11]，其候不爽[12]，一来只发热。或自下午起，至半夜[13]汗出便解，惟腹肚手心，热不尽解。或有不自下午发者，亦不拘也。

---

[1] 精采：原作“精彩”，据《铁镜》改。

[2] 惨惨：原作“惨淡”，据《铁镜》改。

[3] 润色：《铁镜》作“润泽”。

[4] 毛孔：原作“毛空”，据《铁镜》改。

[5] 直竖：原作“直坚”，据《铁镜》改。

[6] 五六七八：《铁镜》作“五六七八九”。

[7] 清脾饮：底本此后有小字注文“四七”，为《铁镜》一版本的方剂编号，今删。

[8] 定：《铁镜》作“定要”。

[9] 亦有误作：原作“若作”，据《铁镜》改。

[10] 须：原无，据《铁镜》补。

[11] 一日一烧，烧有定期：两个“烧”底本均作“发”，据《铁镜》改。

[12] 爽：差失，违背。《铁镜》作“冷”。

[13] 半夜：原作“夜”，据《铁镜》改。

分症推治法

（其曰[1]三关六腑俱以男言，要知女退下三关取凉，推上六腑取热。又旋揉者，要知男左旋为补，右旋为清，女反用之。）

一治胎惊[2]。落地或软或硬，不开眼，不作声。乃胎中有毒。宜每[3]分阴阳（五七十），推三关（五七十），退六腑（五七十），推脾土（五七十）。上用热水推。如不醒，以灯火于脑顶并二涌泉穴各一灸，如再不醒，无治。又俗传呼其父之乳名即醒，可试（此说无理之极，不必用）。

一治脐风惊。初生一二日，舌硬脱[4]乳，头摇，眼不开，哭不出声，口吐[5]白沫，左右牙龈[6]上下，并口上腭，俱[7]有硬梗，带蓝白色，如鸡鱼脆骨样，或白点如米粒[8]大，即此症也。乃初生落地受风也。儿生一二日，即当留心此症，在三日内

---

[1] 其曰：原作"其中"，据《仙术》改。

[2] 胎惊：底本无"胎"，据《秘诀》《仙术》补。

[3] 每：《秘诀》《仙术》作"每次"。

[4] 脱：《秘诀》《仙术》作"托"。

[5] 吐：原作"吹"，据《秘诀》《仙术》改。

[6] 牙龈：原作"牙断"，据《秘诀》《仙术》改。

[7] 俱：原误作"便"，据《仙术》改，《秘诀》作"俱觉"。

[8] 米粒：《仙术》作"米粟"，《秘诀》作"粟米"。

可治，若四日难治，五日[1]则不可治矣。宜先寻鸡溏[2]粪，用好香墨同磨浓[3]，以大布针将龈腭上[4]硬梗一一划破，重些不妨。即用青绢布片，打湿[5]扭干，包食指，蘸粪墨，搽划破处。重者二次，轻者一次即愈。如儿口不开，可用左手大食二指，拿牙关穴，即开，以便用针。若拿不开，则病重，端在四日矣[6]。推法：每次分阴阳（五七十），推三关（五七十），退六腑（五七十），运八卦（五十），推肺经（五十）；重者，于总位穴两大指面，各用灯火灸一次，脐上灸三次。轻者不必灸。上用葱姜汤推，极效。

一治蛇丝惊。口中舌常出，四肢冷。乃心经有热。每次分阴阳（一二百），推三关（一二百），退六腑（一二百），清天河水（一二百[7]），运八卦（一百），水里捞明月（七十）。汗吐法宜先用。上用麝香水或姜葱汤推。将米泔水洗口，蛤粉搽太阳穴并涌泉穴。

一治马蹄惊。头向上，四肢乱舞，感风被吓。脾土为主。宜每次分阴阳（一二百），推三关（一二百[7]），退六腑（一二

---

[1] 五日：《秘诀》《仙术》作“越五日”。

[2] 溏：《秘诀》《仙术》作“糖”。

[3] 用好香墨同磨浓：《秘诀》《仙术》作“同好香墨磨浓”。

[4] 上：《秘诀》《仙术》作“间”。

[5] 打湿：原作“水湿”，据《秘诀》改。

[6] 端在四日矣：《秘诀》作“其病端在四日矣”。

[7] 一二百：《秘诀》《仙术》作“二百”。

百[1]），推补脾土（各二百[2]），运八卦（五十[3]），擦四横纹（五十），清天河水（一百），揉太阳穴（五十），掐五指节（五次），赤凤摇头[4]（二十[5]），掐二人上马（五十）。汗吐法宜先用。

一治水泄[6]惊（寒）。肚响，遍身软，眼翻白，口作渴。因乳食所伤，寒热不调。以补脾土为主。[7] 宜每次分阴阳（阳二百，阴一百六十），推三关（二百[8]），退六腑（一百六十），推大肠（二百[9]），推补脾土（各二百五十[10]），板门推向横纹（五十），摩脐并腰眼、龟尾（各二三百，宜用右手掌轻轻于脐、腰眼、龟尾，男左旋五十，右旋三十；女右旋五十，左旋三十），推委中、后承山（各五七十）。上用姜汤推。以茶汤洗口，将蒜捣烂[11]，隔火纸敷脐上。大者敷一顿饭时，小者敷一碗茶时。大者忌两时乳食，小者忌一时。须知此是寒症。

一治水泄惊（热）。口唇眼角皆红。宜每次分阴阳（阳分一百六十，阴分二百），推三关（一百六十），退六腑（二百），推大

---

1 一二百：《秘诀》《仙术》作“一百”。

2 各二百：《秘诀》《仙术》作“各一百”。

3 五十：《秘诀》作“一百”。

4 赤凤摇头：《秘诀》作“摇头”。

5 二十：《秘诀》作“一十”。

6 泄：原作“泻”，据《秘诀》《仙术》改。

7 以补脾土为主：《秘诀》《仙术》作“以脾土大肠为主”。

8 二百：《秘诀》作“一二百”。

9 二百：《秘诀》《仙术》作“一二百”。

10 各二百五十：《秘诀》作“各一百”。

11 捣烂：原作“捣乱”，据《仙术》改。

肠(二百),推补脾土(各二百五十),板门推向横纹(五十),摩脐并腰眼、龟尾(各二三百),推委中、后承山(各五七十)。上用葱水推。黄连甘草煎汤温服。须知此[1]是热症。

一治鲫鱼惊(寒)。口吐白沫,四肢摇摆,眼动。有寒被吓。宜每次分阴阳(一二百),推三关(一二百),退六腑(一百),推肺经(二百),运八卦(五六十),推补脾土(各一百),清天河水(五十[2]),运土入水(五十),推肾水(五十)[3],掐五指节(数次),掐二人上马(数次)。汗吐法宜先用。上用葱姜汤推。蛤粉搽脑顶。揉母乳,水掐出陈积者,方与之食,不可太饱,禁风。凡推病后,乳食俱勿令饱。

一治乌鸦惊(寒)。大叫一声即死,手足掣,口开,眼闭。被吓有痰。宜每次分阴阳(二三百),推三关(一二百),退六腑(一百),推肺经(二百),清天河水(一百),推补脾土(各一百),推肾水(一百),运八卦(五十),揉内劳宫(一百),取微汗。如不醒,拿合骨穴,或拿中指梢[4],即醒。汗吐法要先用。上用姜汤推。忌乳食。蛤粉搽脑顶、涌泉穴。

一治潮热惊(热)。口渴,气吼,昏迷。先被乳食所伤,后感风寒,脏腑有热。以清天河水、水里捞明月为主。宜每次分阴阳(阳一百,阴一百六十),推三关(一百),退六腑(二百),清天河水(一百),捞明月(五十),掐五指节(数次),运八卦(五

[1] 须知此:原作"此须知",据《仙术》和上文改。

[2] 五十:《秘诀》作"一百"。

[3] 此后《秘诀》有"抖肘五十"。

[4] 梢:《秘诀》作"巅"。

十)，揉外劳宫[1](一百)。汗吐法宜先用。上用葱姜水推。忌乳食片时。如口中有疮，多清天河水、退六腑。

一治肚胀惊。气喘，眼翻白，作泻。伤食感寒，脾土之病。宜每次分阴阳(各二百)，推三关(一百五十[2])，退六腑(六十[3])，推肺经(一百)，推补脾土(各二百)，推肾水(一百)，揉脐[4](二三百)。法见前。如泄，并揉腰眼、脐、龟尾(各二百)，擦四横纹(五十)，运八卦(五十)。上用姜水推。忌生冷。

一治夜啼惊。一哭一死，再无住时，手足掣跳。被吓，乳食过度。每次分阴阳(一百)，推三关(一百)，退六腑(一百)，清心经(一百)，清天河水(一百)，凤凰单展翅(五十)，运八卦(五十)。上用葱姜汤推之。少与乳食。

一治宿沙惊。早晚昏沉，人事不省，咬牙。寒热不均所致。宜每次分阴阳(二百)，推三关(二百)，退六腑(二百)，捞明月(一百)，推补脾土(各一百)，运八卦(五十)，推肺经(一百)，赤凤摇头[5](二十)，擦四横纹(五十)，清天河水(一百)。上用葱姜水[6]推之。忌多食。

一治风水惊。凡三关青者四足惊，三关赤者水惊，三关黑者人惊，三关黄者雷惊。宜每次分阴阳(一百)，推三关(一

---

1 外劳宫：《秘诀》作“内劳宫”。

2 一百五十：《秘诀》作“一百”。

3 六十：《仙术》作“八十”。

4 揉脐：《秘诀》作“掌揉脐”。

5 赤凤摇头：原作“风摇头”，据《仙术》改。《秘诀》作“摇头”。

6 葱姜水：《秘诀》《仙术》作“葱水”。

百)，退六腑(一百)，推补脾土(各一百)，清天河水(五十)，掐五指节(数次)。汗吐法可用。上用葱姜汤推，治后节乳食。

一治急惊。手捏拳，一撒一死，口偏眼歪。受风被吓。先拿合骨[1]穴，或中指梢令醒，随[2]用汗吐法[3]。宜每次[4]分阴阳(三百[5])，推三关(二百)，退六腑(一百)，推补脾土(各二百)，推肺经(二百)，掐五指节(数十次)，清天河水(二百)。汗吐法吃紧[6]要用。上用葱椒汤推。水调蛤粉擦顶心与太阳穴、手足掌心。禁风，节[7]乳食。

一治慢惊。日逐被吓，口偏眼歪，四肢软，泻无时[8]。此非一时之病，不可治之太过。宜每次分阴阳(二百)，推三关(二百)，退六腑(二百)，推脾土(各二百)，推肺经(一百)，运八卦(五十)，赤风摇头[9](五十)，推肾水(二百)，小天心久揉之。亦可用吐法。上用麝香水[10]或葱姜汤推之。米泔水洗口。蓖麻子研饼，敷两太阳穴及涌泉穴。此症难治，留心。

一治弯弓惊。四肢向后，头向胸靠，哭不出声。宜每次

---

1 合骨：原作“交骨”，据《秘诀》《仙术》改。

2 随：原作“遂”，据《秘诀》改。

3 汗吐法：《秘诀》作“吐法”。

4 每次：原作“分次”，据《秘诀》《仙术》改。

5 三百：《秘诀》作“二百”。

6 吃紧：《秘诀》作“第一”。

7 节：《秘诀》《仙术》作“忌”。

8 泻无时：《秘诀》作“喘气无时”，《仙术》作“泄气无时”。

9 赤风摇头：原作“风摇头”，据《仙术》改。《秘诀》作“摇头”。

10 麝香水：原作“麝香”，据《秘诀》《仙术》补。

分阴阳（二百），推三关（三百），退六腑（一百），推肾水（二百），推肺经（三百），运八卦（一百），擦四横纹（五十），推补脾土（各二百），双龙摆尾（十次）。汗吐法要用。上用葱姜汤推。忌乳食一时，忌风。如不止，用取痰法吐其痰。此内热之症，以水调蛤粉擦手足掌心。此阳病也。

一治天吊惊。眼向上，哭声号叫，鼻流水。食后感寒，被吓。宜每次分阴阳（阳一百，阴一百五十），推三关（一百），退六腑（五十），推补脾土（各二百[1]），运八卦（五十），推肾水（一百），双龙摆尾（三十），揉内劳宫（三十）。汗吐法要用。上用葱姜汤推。忌乳食一时，忌风。如不止，用取痰法[2]吐其痰。此内热之症。

一治内吊惊。咬牙寒战，掐不知痛。食后感风，被吓。宜每次分[3]阴阳（二百），推三关（二百），退六腑（一百），推肺经（三百），天门入虎口（五十），清天河水（一百），推肾水（一百），运八卦（五十），揉内劳宫（一百）。取微汗。汗吐法急用[4]。上用葱姜汤推。忌风，节乳食，葱枝[5]捣烂[6]敷头顶心[7]。

一治盘肠惊。气吼眼黄，肚起青筋，饮食俱进，人事瘦弱，大小便短少。因六腑有寒而致。宜每次分阴阳（阳二百，

---

1 二百：《秘诀》作“一百”。

2 取痰法：原作“吐痰法”，据《秘诀》《仙术》改。

3 宜每次分：原书无，据上下文加。

4 急用：《秘诀》作“忌用”。

5 葱枝：《仙术》作“葱根”。

6 捣烂：《秘诀》《仙术》作“捣饼”。

7 顶心：《秘诀》《仙术》后有“一时”。

阴一百五十[1]），推三关（二百），退六腑（一百），推脾土（二百），推四横纹（二十），推大肠（二百），推肾水（一百），运八卦（四十[2]），运水入土（一百），揉腰眼、脐及龟尾（各二三百），揉内外[3]劳宫（各一百），天门入虎口（五十[4]）。汗法、吐法、下法可用。上用葱姜汤推。忌生冷。艾绒敷脐，蓖麻子为饼敷两足心。此为阴症。

一治锁心惊[5]。鼻流鲜血，唇眼皆红，眼角粪无时。因火盛所致。宜每次分阴阳（阴二百，阳一百），推三关（五十），退六腑（二百），清天河水（一百），推肾水（二百[6]）。上用葱姜汤推之。蛤粉擦两太阳、两脚心。推后要凉[7]，如再热难治。此热症也。

一治鹰爪惊。两手抓人，眼闭不开，叫哭无时[8]。被吓，并乳食所伤，肺[9]受风，心经热。宜每次分阴阳（一百），推三关（一百），退六腑（二百），推补脾土（各一百五十[10]），运八卦（五十），清天河水（一百），推肾水（一百），打马过天河（五十），手足

---

[1] 阳二百，阴一百五十：《秘诀》作“阳一百，阴二百”。

[2] 四十：《秘诀》作“二十”。

[3] 外：原无，据《秘诀》《仙术》补。

[4] 五十：《秘诀》作“十下”。

[5] 锁心惊：原本误作“镇心惊”，据《秘诀》《仙术》改。

[6] 二百：《秘诀》《仙术》作“一百”。

[7] 推后要凉：《秘诀》作“揉后要退凉”。

[8] 无时：原作“无声”，据《秘诀》《仙术》改。

[9] 肺：《秘诀》《仙术》作“肺经”。

[10] 一百五十：《秘诀》作“一百”。

二腕[1]处揉拿(数次),揉外劳宫[2](一百)。汗吐法可用。上用葱椒汤推之。如甚,用麻丝扎两中指,用花针刺指[3]出血,以泻心火。此热症。

一治呕逆惊。肚胀,吐乳[4],四肢冷。胃有寒,乳食所伤。宜每次分阴阳(阳二百,阴一百),推三关(二百),退六腑(一百[5]),推肺经(一百),推补脾土(各二百[6]),运八卦(五十)。汗吐法[7]宜先用。上用姜汤推之,如胃间[8]有积乳、积食,宜用吐痰法,最要少与乳食,令其多饥。此是阴症。

一治撒手惊。手足掣动,眼歪斜,咬牙。心经先寒后热,清心经为主。宜每次分阴阳(阳一百,阴五十),推三关(一百),退六腑(一百),推四横纹(五十),天门入虎口(二十),清天河水(一百),运八卦(五十)。上用葱汤推之。细茶煎汤洗口,忌风,节乳食。此热症。

一治看地惊。手捻拳,眼看地,言不出,口歪斜[9]。宜每次分阴阳(一百),推三关(一百),退六腑(一百),清天河水(一百),推脾土(一百),推心经(五十),推肺经(一百),按弦搓摩

---

[1] 腕:《秘诀》作"弯"。

[2] 外劳宫:《秘诀》作"内劳宫"。

[3] 指:《秘诀》《仙术》作"指头"。

[4] 乳:《秘诀》作"乳食"。

[5] 一百:《秘诀》作"八十"。

[6] 二百:《秘诀》《仙术》作"一百"。

[7] 汗吐法:《秘诀》"吐法"。

[8] 胃间:原作"乳间",据《秘诀》《仙术》改。

[9] 口歪斜:《秘诀》《仙术》作"口歪嘴斜"。

(八十),摇抖肘(二十)。汗吐法急用。上用葱姜汤推。用皂角烧灰存性为末,醋调饼,贴囟门一时。

一治乌痧惊。唇嘴皆黑,筋亦黑,食后感风邪入肺。宜每次分阴阳(二百),推三关(二百),退六腑(一百),推脾土(二百[1]),推肺经(一百),运八卦(五十[2]),掐二扇门(数次),揉外劳宫(数次)。汗吐法要用。上用葱姜汤推之。忌乳食。如重,量人虚实,用吐法吐痰,久者少吐,近者多吐。后有虚汗出者,须多补脾土,运八卦。

一治小儿惊风秘方。用蜂蜜擦大人手掌内,少用滚水匀开,在小儿背心摩擦,轻重得宜,渐渐吸出黑毛,即用镊拔出。再用蜜[3]搽,以黑毛不出为度。其惊风不药自止。此屡验目睹者,切记。

又一方。小儿三日后,取鸡子白粘擦前后心、手心、足心、两肩井穴,各数十遍,见有黑丝,即用镊子拔出,以不见为度。可除一切胎毒、惊风等症,出痘亦稀,试之颇验。

---

[1] 二百:《秘诀》作"一百"。

[2] 五十:《秘诀》作"一百"。

[3] 蜜:原作"密",据文义改。

杂症治法

一治肚痛[1]。宜每次分阴阳(二百),推三关(一百),退六腑(一百),推脾土(二百),天门入虎口(五十),抱手揉[2]肚(二三百),揉一窝风(五十),掌心揉脐(一二百)。吐法可用。上用滚水推。用艾捶饼敷脐,忌乳食,亦要少与[3]。

一治火眼。宜每次分阴阳(一百)[4],退六腑(一百),清天河水(五十),运八卦(五十),推肾水(五十[5])。上用滚水或茶汤[6]推。

一治气肿。宜每次分阴阳(二百[7]),推三关(一百[8]),退六腑(一百[8]),推脾土(三五百[9]),运土入水(一百),天门入虎口(五十),揉内劳宫(三十)。汗法宜用。上用葱姜汤推之。忌

---

1 痛:《秘诀》作"疼"。

2 揉:原作"摇",据《秘诀》《仙术》改。

3 亦要少与:《秘诀》作"要常带饥饿",《仙术》作"亦要节乳食"。

4 分阴阳(一百):《秘诀》无。

5 五十:《秘诀》作"一百"。

6 茶汤:原作"姜汤",据《秘诀》《仙术》改。

7 二百:《秘诀》《仙术》作"一百"。

8 一百:《秘诀》《仙术》作"二百"。

9 三五百:《秘诀》《仙术》作"三百"。

盐并生冷，节乳食。[1]

一治黄肿[2]。宜每次分阴阳（二百），推三关（一百），退六腑（一百），推脾土（五百），推肾水（一百），运土入水（一百）。上用葱姜汤推。山楂煎汤，时[3]服之。

一治头肿。宜每次分阴阳（二百），推三关（二百），推脾土（二百[4]），退六腑（二百[4]），揉两太阳（五十），运八卦（四十[5]），揉内劳宫（五十）。汗法要用。上用姜水推之。将葱捣饼敷脐，或用艾叶捣饼敷头顶。节乳食。

一治痰迷心窍。宜每次分阴阳（一百），推三关（一百），退六腑（一百），推肺经（一百），清心经（五十），推四横纹（五十），运八卦（五十），揉内劳宫（五十），天门入虎口（五十），掐五指节[6]（数次）。吐法急急要用。[7]

一治虚疟[8]。宜每次分阴阳（二百），清天河水（二百），推三关（二百），退六腑（一百），推脾土（三百），运八卦（五十），拿

---

[1] 揉内劳宫……节乳食：《秘诀》作"右滚水推，或淡醋亦可"，《仙术》略同《秘诀》。

[2] 黄肿：《秘诀》《仙术》作"黄症"。《秘诀》《仙术》在"气肿"与"黄症"，尚有一节"水肿"。

[3] 时：《秘诀》《仙术》作"不时"。

[4] 二百：《秘诀》作"一百"。

[5] 四十：《秘诀》作"二十"。

[6] 五指节："五"原缺，据《秘诀》《仙术》补。

[7] 吐法急急要用：此后《秘诀》有"上麝香水或姜葱汤推之。用吐痰法吐之。如重，用灯窝油，鸡毛扫喉中即吐。"《仙术》略同。

[8] 虚疟：原作"疟"，据《秘诀》《仙术》补。

二人上马（五十[1]）。上用姜汤推之。忌生冷并风，桃叶捣烂为饼，敷两足心涌泉穴。

一治邪疟。往来不时为邪。宜每次分阴阳（二百），清天河水（二百），推三关（一百），推肺经（一百），掐五指节（数次[2]），推四横纹（二十），运水入土（五十），拿二扇门（三十），揉内劳宫（二十）。汗吐法[3]要用。上用葱姜汤推之。忌生冷。用独头蒜一个捣烂，隔纸[4]敷内间使（与外间使相对，即天河水也），大者久敷，小者暂敷，或桃叶捣烂敷涌泉穴。

一治红痢。宜每次分阴阳（二百），推三关（八十[5]），退六腑（二百），推大肠（二百），运水入土（一百），板门推向横纹（五十），摩脐并腰眼、龟尾（各一百），推[6]委中、后承山（各五七十）。上用葱水推之。黄连、甘草等分，煎汤服。

一治白痢。宜每次分阴阳（二百），推三关（二百），退六腑（八十），推脾土（一百），运八卦（五十），推大肠（二百）[7]，板门推向横纹（五十），摩脐并腰眼、龟尾（各一百五十[8]），推委中、后承山（各五七十）。上用葱姜汤推之。忌生冷。黄连、甘草等分，煎汤服之。

---

[1] 五十：《秘诀》《仙术》作“三十”。

[2] 数次：《秘诀》《仙术》作“二十”。

[3] 汗吐法：《秘诀》作“汗法”。

[4] 纸：《秘诀》《仙术》作“火纸”。

[5] 八十：《秘诀》《仙术》作“一百二十”。

[6] 推：原无，据《秘诀》《仙术》补。

[7] 推大肠（二百）：此后《秘诀》《仙术》有“运水入土（一百）”。

[8] 一百五十：《秘诀》《仙术》作“一百二十”。

一治赤白痢。宜每次分阴阳(二百),推三关(一百),退六腑(二百[1]),推脾土(三百[2]),运八卦(五十),推大肠(二百[1]),板门推向横纹(五十),摩脐并腰眼、龟尾(各一百二十),推委中、后承山(各五七十)。上用葱姜汤推之。[3] 忌生冷。艾叶花椒水研饼敷脐,以绢帛护之,愈而后去。

一治禁口痢。宜每次分阴阳(二百),推三关(一百),退六腑(一百),推脾土(二百),推大肠(二百),板门推向横纹(五十),运八卦(五十)[4],摩脐并腰眼、龟尾(各一百五十[5]),推委中、后承山(各五七十)。上用葱姜汤推之。

一治疳积黄疸。凡面口唇白,肚大,发稀直竖者是也。宜每次阴阳(二百),推三关(一百),退六腑(一百),推补脾土(各三百),推肾水(一百),抱肚揉(一百),摩脐(左右旋各一百)。上用葱姜汤推之。

一治癖痞[6]。由乳食不消,伏在腹中,乍寒乍热,饮食不止[7],胁下有形,硬痛,或喘,或嗽,或潮热。若不早治,必成

---

[1] 二百:《秘诀》作"一百"。

[2] 三百:《秘诀》作"一百"。

[3] 从治白痢的"忌生冷"到治赤白痢的"葱姜汤推之",底本漏抄,据《仙术》并参照《秘诀》补。

[4] 运八卦(五十):《秘诀》《仙术》无。

[5] 一百五十:《秘诀》《仙术》作"一百二十"。

[6] 一治癖痞:本节《秘诀》无。

[7] 饮水不止:原作"饮水不进",《仙术》作"不正"。据《准绳》改。

劳疳等症。面带肿，肚胀[1]，面合卧地[2]，小便如油，多呕，眼青黄[3]，腹内虚烦而鸣，多睡，眼白睛黄[4]，赤白痢下，发黄，眼赤，多泄，或面唇皆白，肚大发稀，总是癖痞。癖在两胁，痞在中脘，皆生于皮里膜外也（中脘穴在心窝略下）。癖痞者塞[5]也，其病气结，胀满，肚热。必先固肾，脾胃为主，又当破结散气[6]，疏利大便。宜每次分阴阳（一百），推三关（一百），退六腑（一百），天门入虎口（一百），推补脾土（各二三百），取天河水（五十），运八卦（五十），推肺经（五十），左手摩脐，右手按腰眼，两手对揉（二三百）。又如搓衣状揉肚（三次），每次揉后，将两大指自脐往下推至胯（五七十下）。吐法先用。上用葱姜汤推之。

---

[1] 肚胀：原作"肚肿"，据《仙术》《医学纲目·癖》改。

[2] 面合卧地：原作"目合卧地"，据《纲目》改。《准绳》云"面合地卧是积"。

[3] 眼青黄：《仙术》作"眼精黄"，《纲目》作"眼睛黄"。

[4] 眼白睛黄：《仙术》作"眼白青黄"，《纲目》作"眼白黄"。

[5] 塞：原作"寒"，据《纲目》《准绳》改。

[6] 破结散气：原作"破结气"，据《仙术》《纲目》补。

正面图一[1]

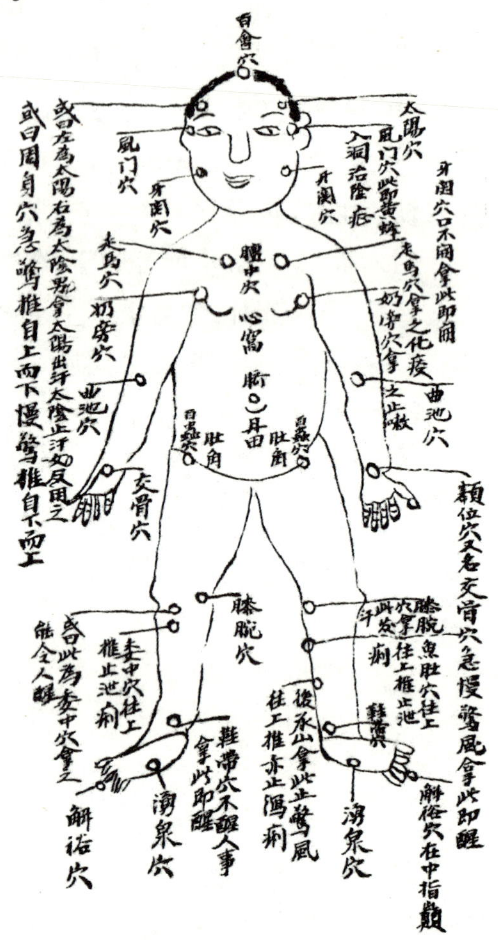

（注：整理后的正面图见下页）

膻中穴在心窝上胸正中，揉二十遍，开胸化痰，且除肺家风寒邪热。

---

1 正面图一：原作“正面图”，《仙术》作“正面人图”。

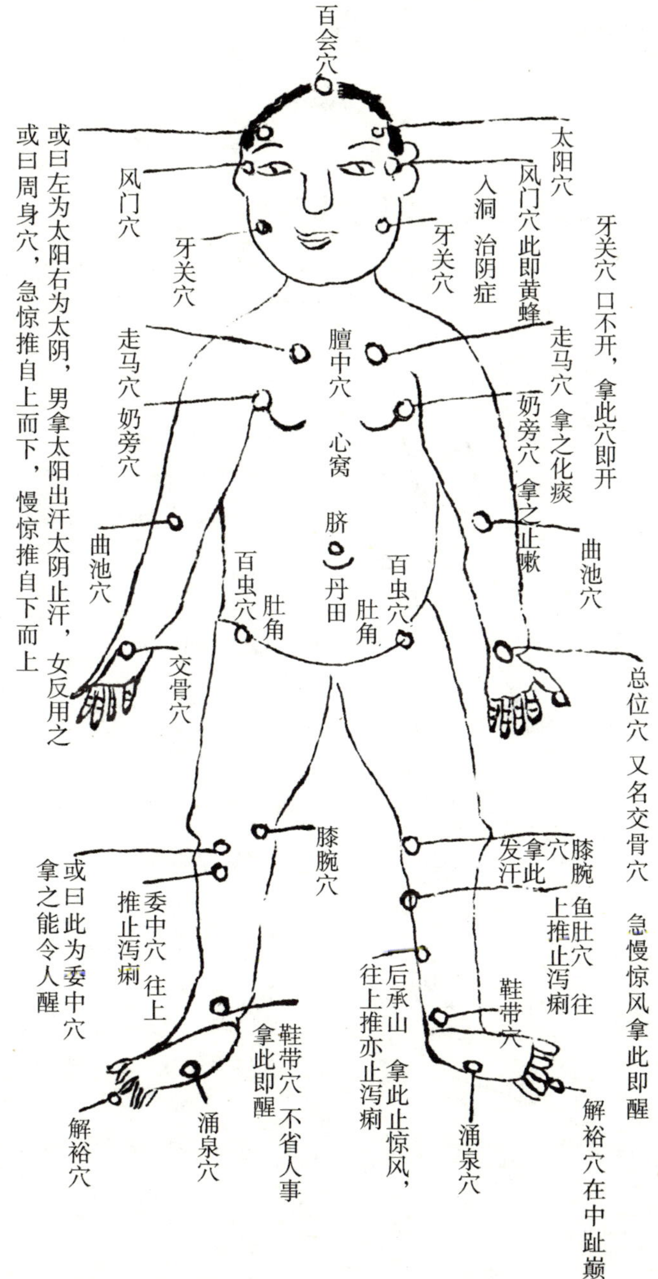
百会穴
太阳穴
风门穴此即黄蜂入洞 治阴症
牙关穴 口不开，拿此穴即开
风门穴
牙关穴
牙关穴
或曰左为太阳右为太阴，男拿太阳出汗太阴止汗，女反用之
或曰周身穴，急惊推自上而下，慢惊推自下而上
膻中穴
走马穴
走马穴 拿之化痰
奶旁穴
奶旁穴 拿之止嗽
心窝
脐
丹田
曲池穴
曲池穴
百虫穴
百虫穴
肚角
肚角
交骨穴
总位穴 又名交骨穴 急慢惊风拿此即醒
膝腕穴
膝腕穴 拿此发汗
委中穴 往上推止泻痢
或曰此为委中穴拿之能令人醒
鱼肚穴 往上推止泻痢
后承山 拿此止惊风，往上推亦止泻痢
鞋带穴
鞋带穴 不省人事拿此即醒
解裕穴
涌泉穴
涌泉穴
解裕穴在中趾巅

正面图二

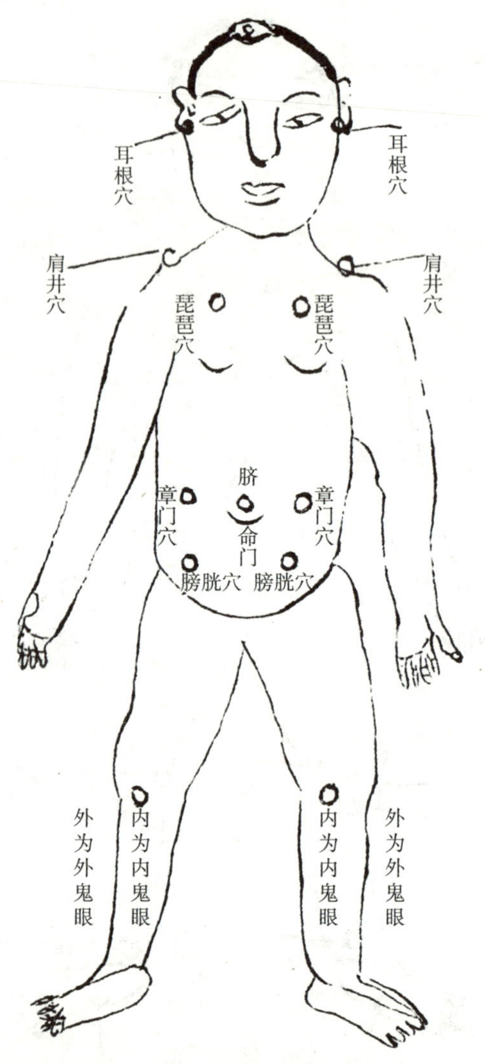

精神穴即琵琶穴，在胸前左右凹处，肩井穴下，掐之，生人精神。

背面图一

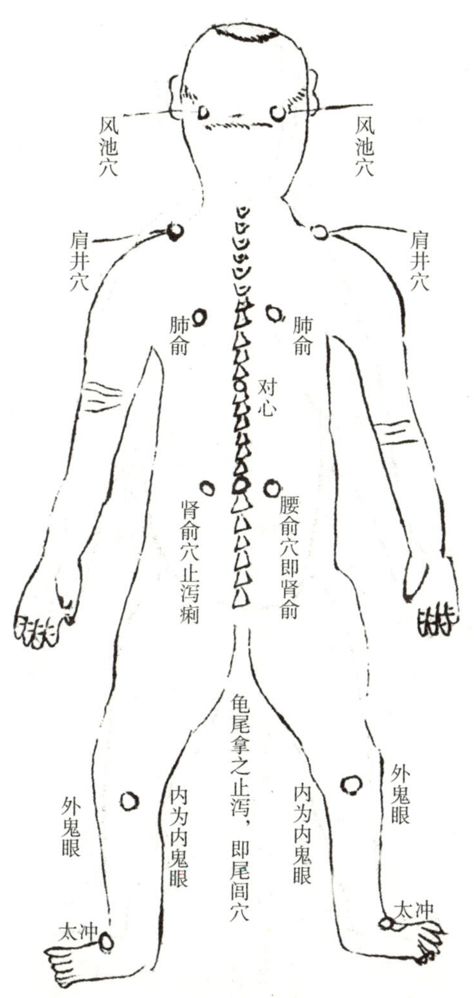

太阳穴在两眉梢头，风池穴在耳骨后凹处。此四穴，四指重拿，令人出汗。肩井穴，掐十五遍，亦令人出汗。

肺俞穴在七节外一寸五分。

背面图二[1]

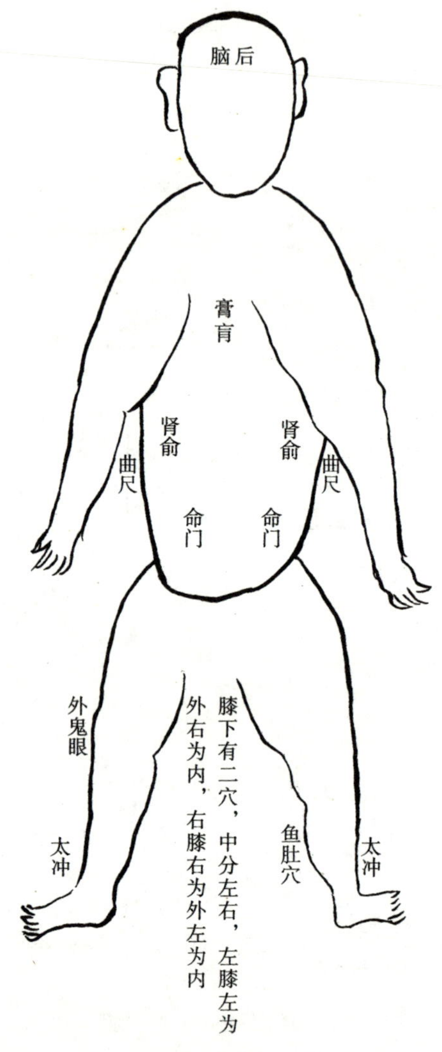

[1] 背面图二：底本仅有背面图一，无背面图二，据《仙术》“又背面图”补。

阳掌图一

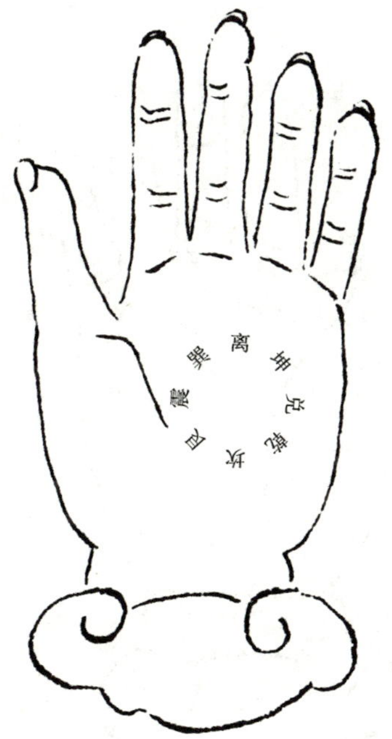

运八卦。

凡运八卦，医人以大指面，自乾上起，至兑上止。但到[1]离宫轻轻过去，恐推动心火，余俱重。

[1] 到：原作“倒”，据《仙术》改。

阳掌图二

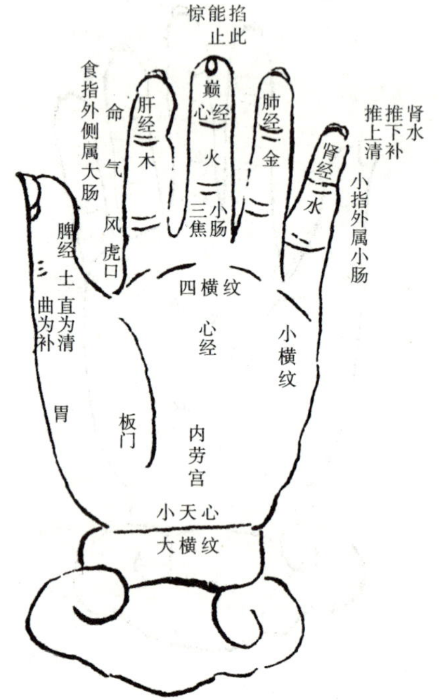

凡指横纹处即五指节。

天门在大指上节下第一纹中，虎口在大指食指中凹处。

自天门推入虎口，顺气生血，二百遍。与此书所载不同。

自板门推到大横纹，一百五十遍，止泻止痢。要吐，推二百遍。

自大横纹推向板门，一百五十遍，止呕吐。要泻，用二百遍。

阳掌图三[1]

天河水右，自曲池向外，名退下六腑。大补元精。元精者心血也。

天河水左，自大横纹向内推，名推上三关。大补肾中元气。

大横纹正中，名总位穴。自总位至曲池正中间，名天河水。向内推一百遍，能清心火。

内劳宫，在小天心上，手心正中。左旋一百遍，清心火，男左女右，不可妄用。

小天心，在手心下坎位正中。有急喘实热症，掐十五遍，再用水里捞明月。

捞明月推法，自小指根至掌边坎位，二百遍，能清心火。

---

1 阳掌图三：原作“阳掌图”，据“阳掌图一”“阳掌图二”序号补。

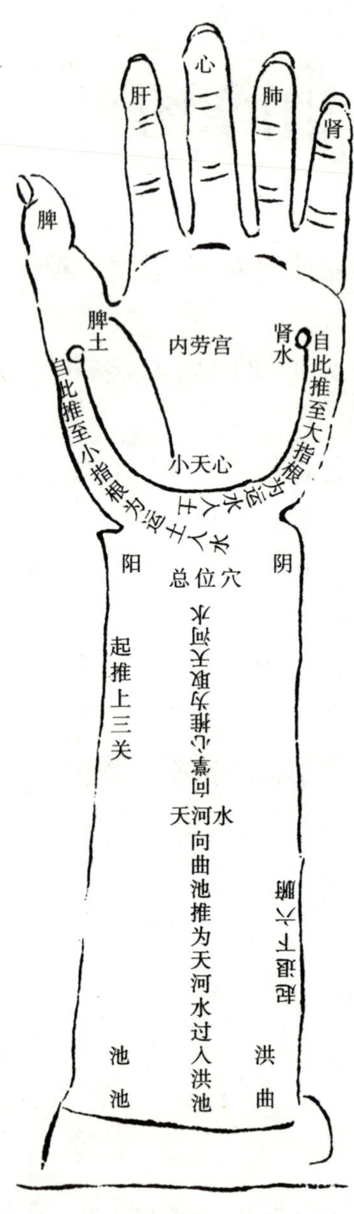

肝
心
肺
肾
脾
脾土
内劳宫
肾水
自此推至小指根为运土入水
自此推至大指根为运水入土
小天心
阳
阴
总位穴
向掌心推方取天河水
天河水
向曲池推为天河水过入洪池
起推上三关
起退下六腑
池 池
洪 曲

阴掌图[1]

二扇门，在中指骨两边空处。医人用两大指甲，钻掐中指两边。

二人上马，在小指无名指二指骨界空处。医人用大指甲，钻掐小名二指骨界空处。

威灵穴，在食中二指中下寸许，无名小指中下寸许。掐十五遍，止惊。

精宁穴，在威灵穴下各寸许。掐十五遍，止惊。与此不同。[2]

---

1 阴掌图：《仙术》作"二扇门二人上马图"。

2 原书至阴掌图后缺页，本书此后各操作图按原书目录据《仙术》补足。

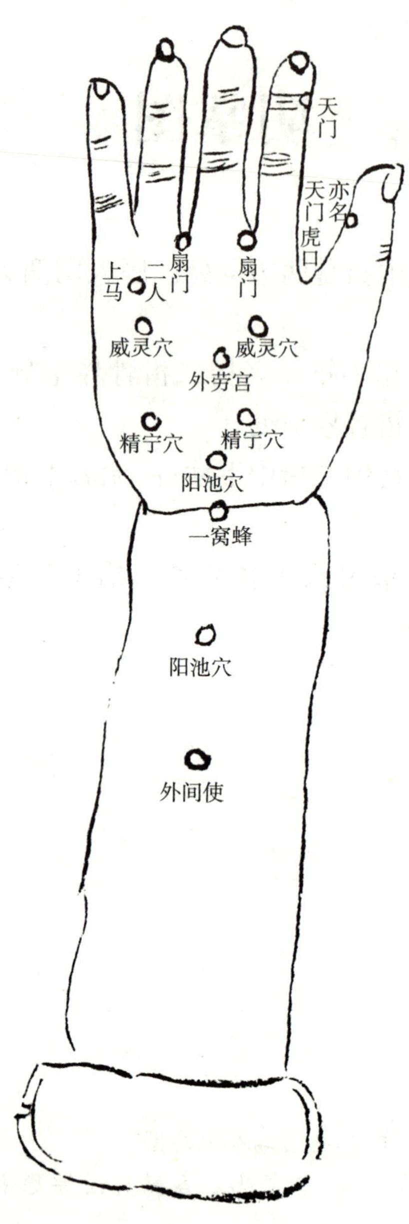
天门
亦名天门虎口
扇门
扇门
上马
二人
威灵穴
威灵穴
外劳宫
精宁穴
精宁穴
阳池穴
一窝蜂
阳池穴
外间使

分阴阳图

分阴阳手法图说详前

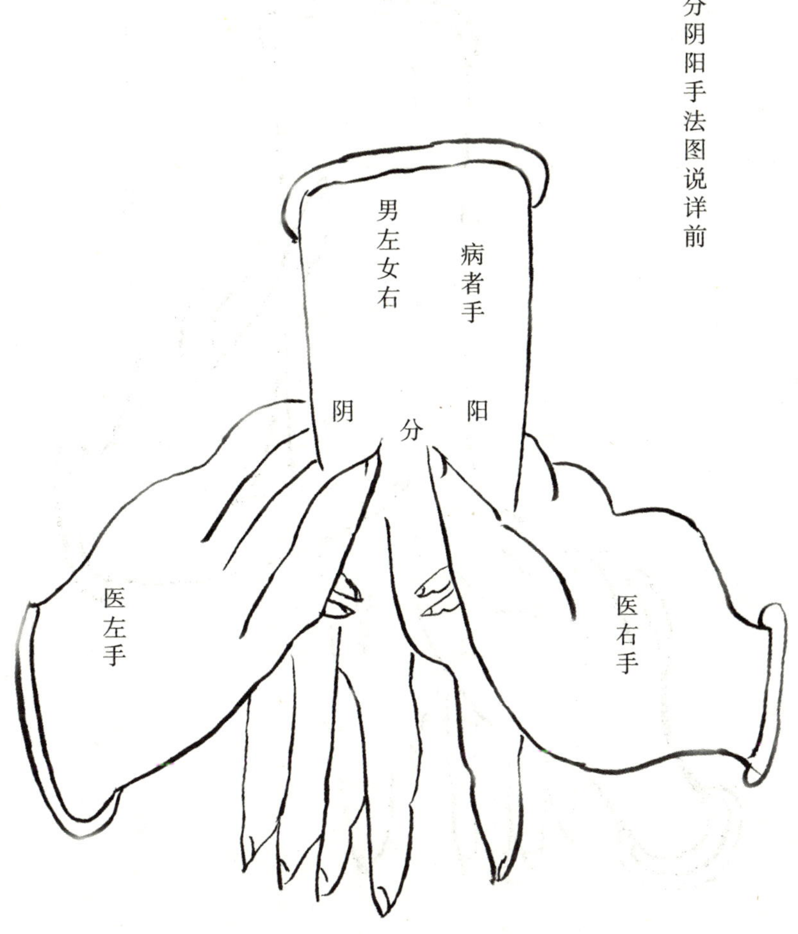

推上三关图[1]

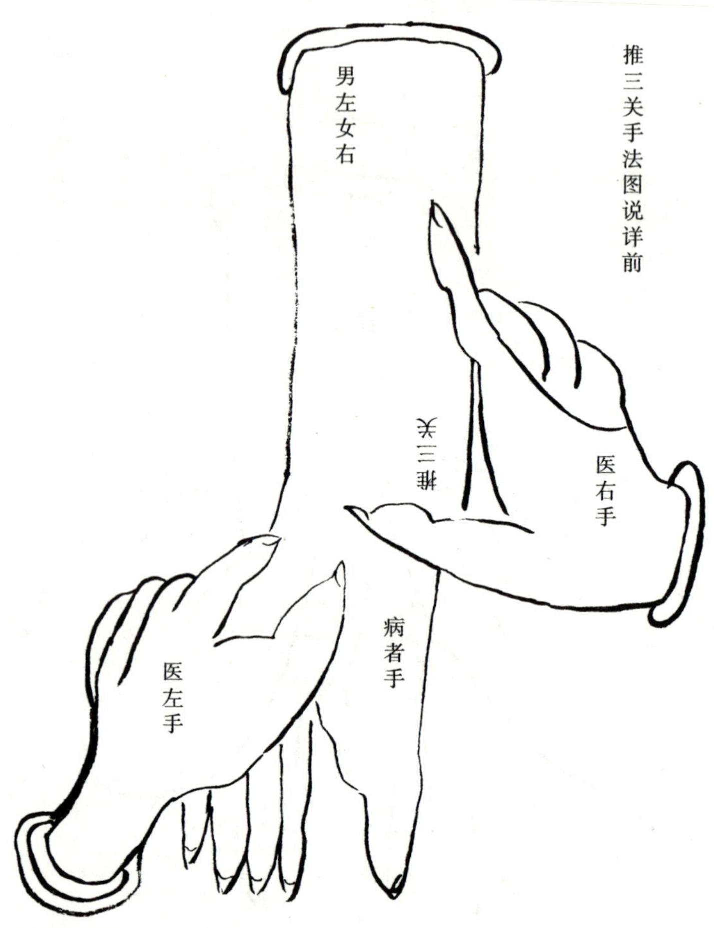

[1] 推上三关图：原目录缺，据《仙术》补。

退下六腑图

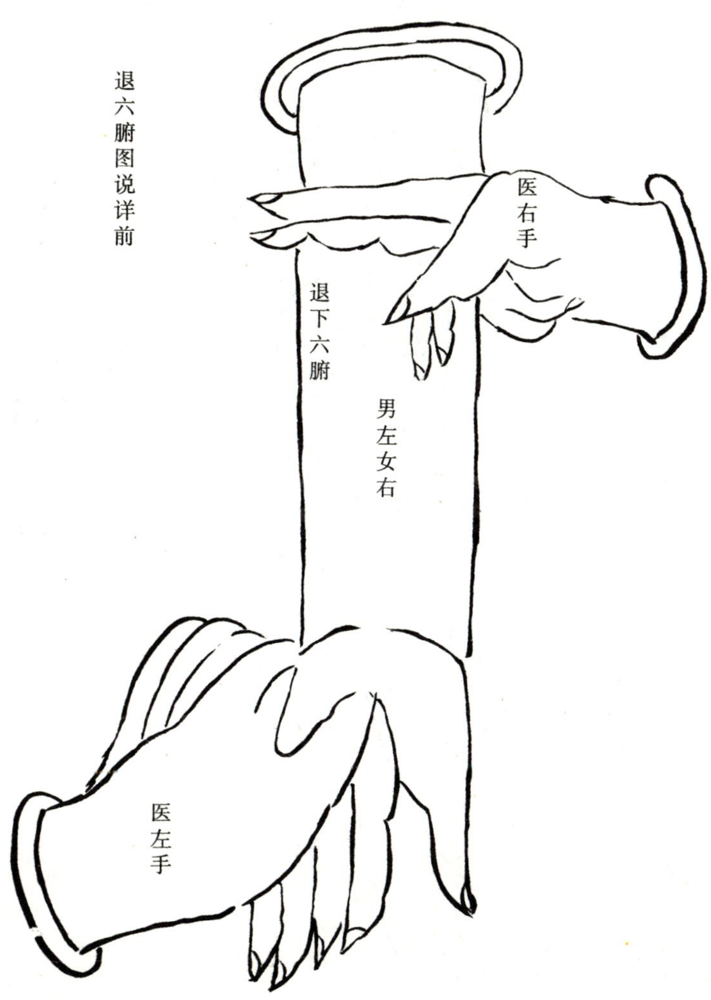

天河水图

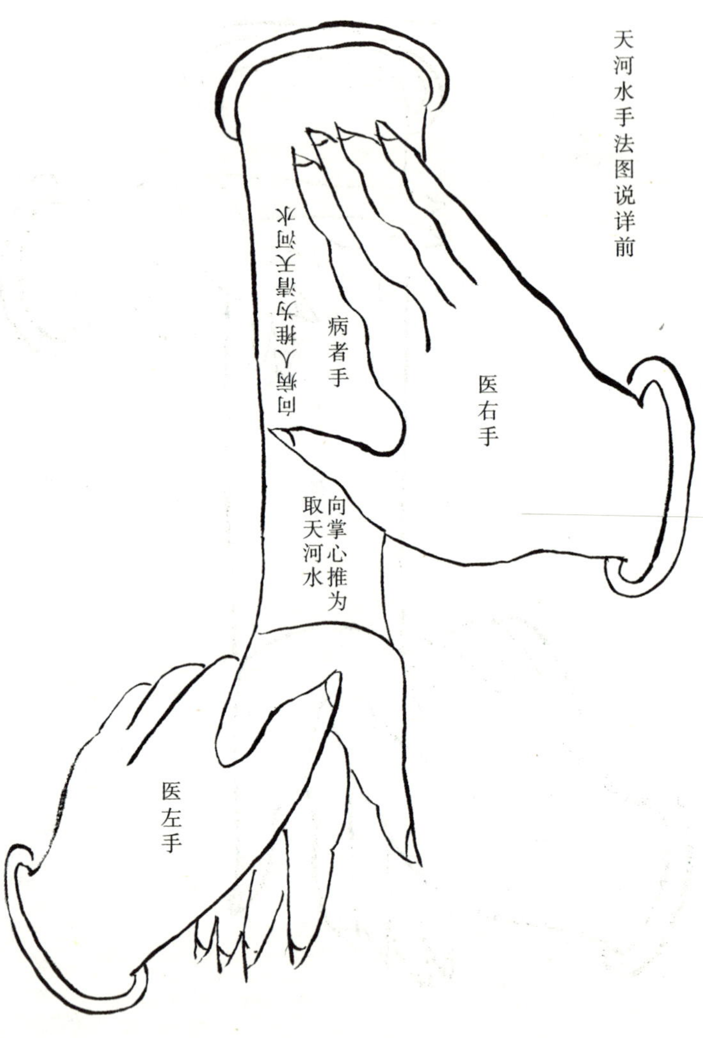

天门入虎口图

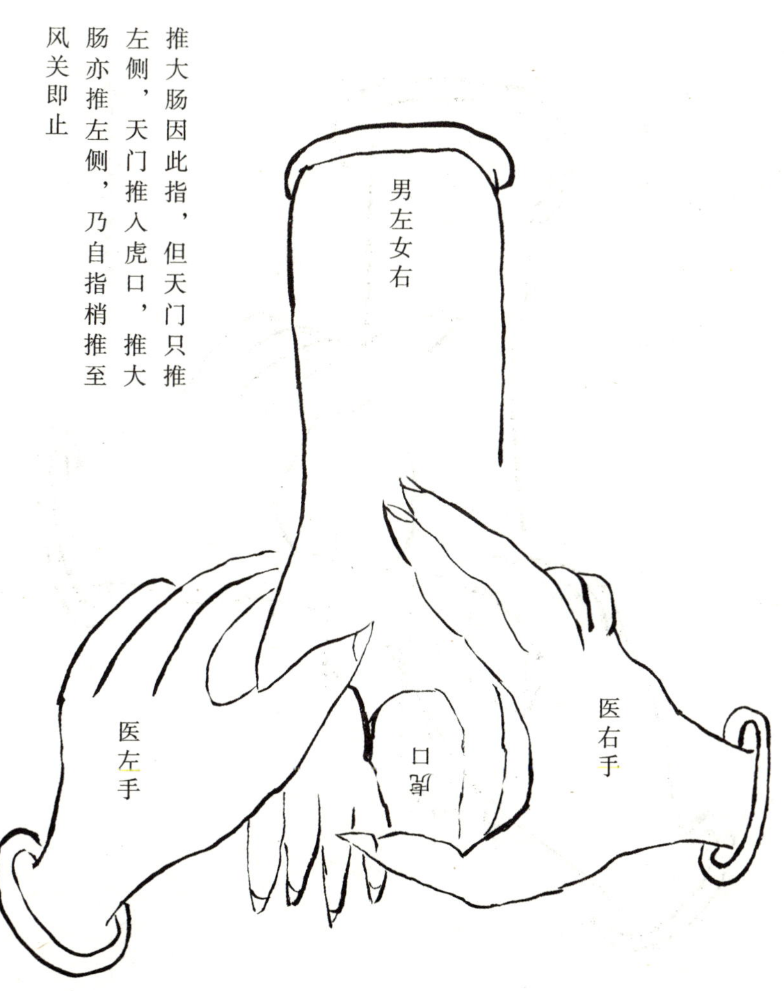

推脾土图

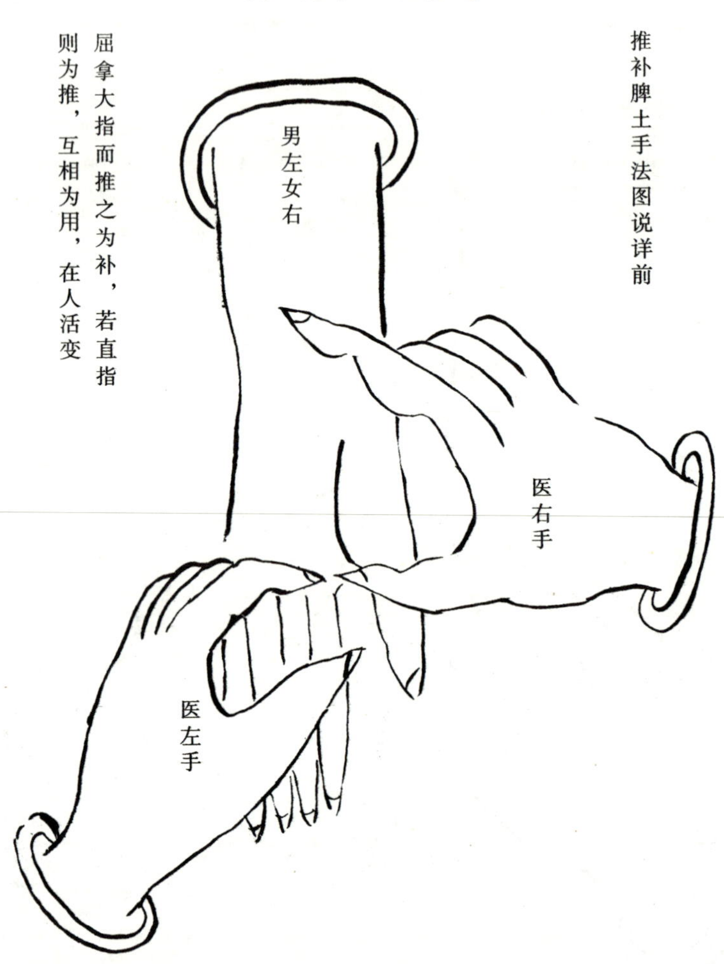

黄蜂入洞图
水里捞明月图

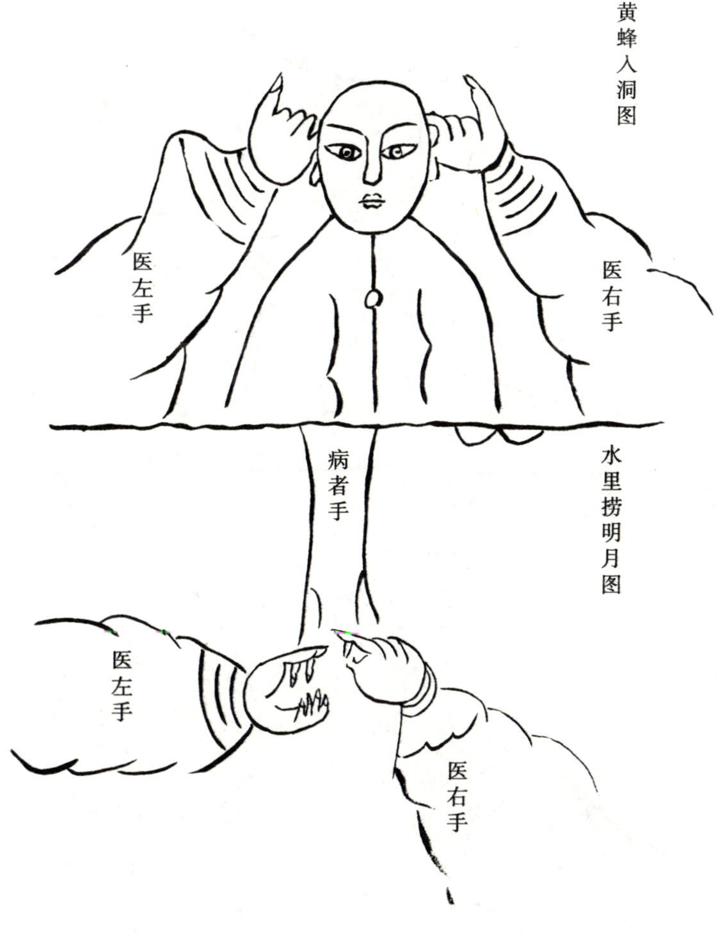

按弦搓摩图
飞经走气图

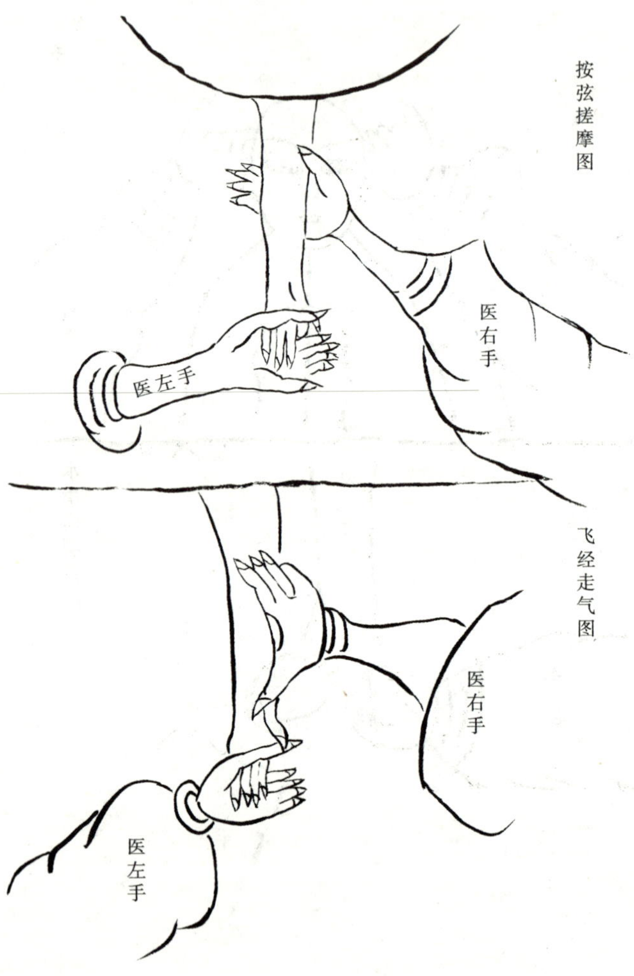

赤凤摇头图
猿猴摘果图

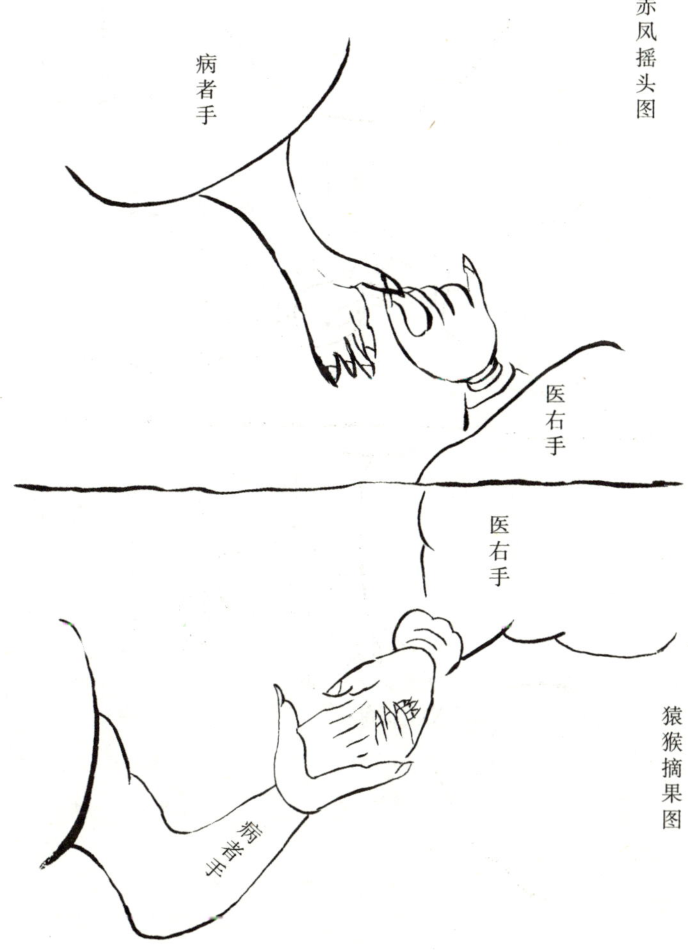

双龙摆尾图
凤凰单展翅图

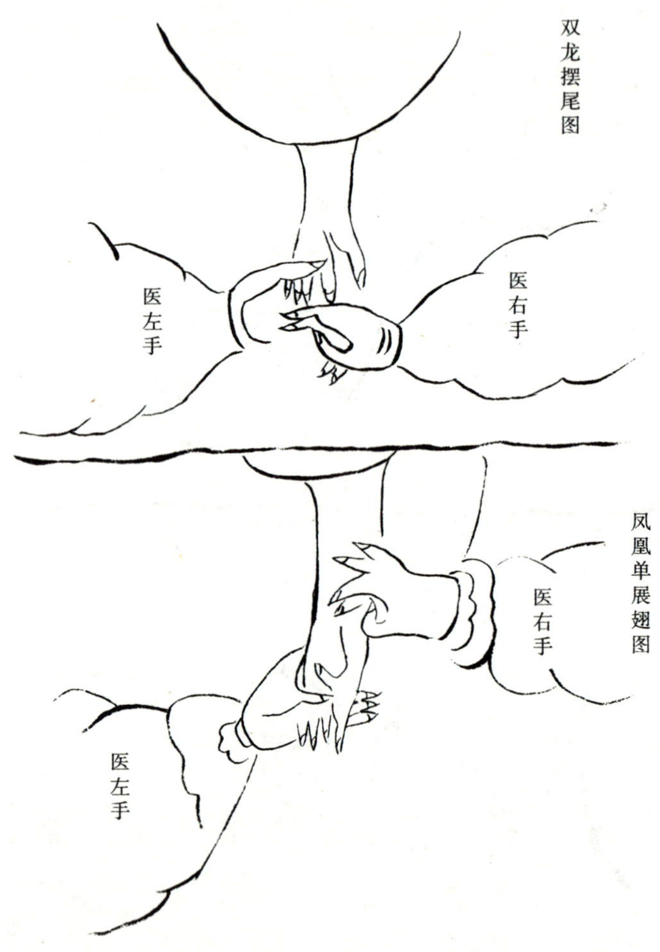

打马过天河图

老汉扳缯[1]图

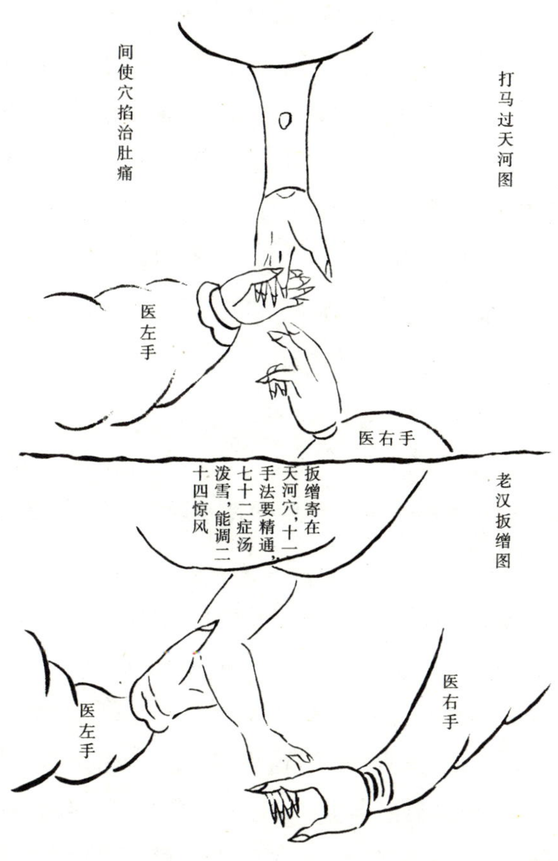

---

[1] 缯：底本目录作"僧"，据正文和《仙术》改。

《徐谦光推拿全集》校后记

清代的《推拿三字经》在我国小儿推拿界影响较大，曾有多种抄本和油印本流传。推拿三字经歌诀部分曾收录于《中国医学百科全书·推拿学》《齐鲁推拿医术》《幼科推拿三字经派求真》《三字经派小儿推拿宝典》《李德修小儿推拿秘笈》等现代推拿著作。2013 年，山东省将“三字经流派推拿疗法”列入省级非物质文化遗产项目。因此我们将此书列入上海高校服务国家重大战略出版工程的推拿古籍系列点校范围，并作为第一本书推出。

1991 年后我在上海中医药大学推拿系讲授《推拿古代文献》课程而关注清代《推拿三字经》，但未见原始文献。1997 年 10 月在上海中医药大学附属岳阳中西医结合医院全国推拿专科医疗中心的专家会议上与山东推拿专家张素芳老师谈起此事，有劳张老师能到山东中医药大学图书馆为我查找《推拿三字经》的抄本。张素芳老师在百忙之中到图书馆查阅了这个抄本，但馆藏单位不允许复印，也不能拍照，只可手工抄录(这是保护古籍的正常规定)。张老师来信告知此书名叫《推拿小儿全书》，“推拿三字经”只是其中的一小部分。全书内容很多，所以只抄录了三字经歌诀及其注文部分寄给了我，是用钢笔抄写在稿纸上面的。这是我得到的第一份《推拿三字经》资料。

2000年左右我为《中国医籍大辞典》撰写推拿古籍条目，主编裘沛然教授曾派人到山东大学医学院图书馆核对，但没有找到原书。所以在该书“《推拿小儿全书》”词条下，有“原存手抄本，藏于山东大学医学院图书馆，经查未见”。（见裘沛然主编上海科技出版社2002年出版《中国医籍大辞典》第1219页）后来了解到原书并未丢失，是《中国中医图书联合目录》将藏书单位山东中医药大学图书馆误写成了山东大学医学院图书馆，所以无法查到。2002年，我在上海曹仁发老师家中看到了他保存的1980年代初据山东中医药大学所藏清抄本翻拍的照片，就是本书对校本之一的“曹本”。

以后又陆续得到了相关的几个传本。

1965年山东中医学院举办全国推拿进修班，编写了一套《中医推拿学》推拿教学参考资料，其第10册附篇有“推拿三字经”，包括了推拿三字经的序言、三言歌诀和注文。我得到了全套稿本，此即为本书参校本之一的“稿本”。

上海沈建豪先生向我出示了青岛市立中医院1958年9月据李德修藏本油印的《小儿推拿三字经》，书中有三字经的序、三言歌诀和注文，也包括几张小儿推拿操作图。此为本书对校本之一的“横油印本”。

2016年11月，由郑金生主编的《海外中医珍善本古籍丛刊》（全403册），由中华书局影印出版，其中第360册收有《徐谦光推拿全集》一卷。该书为清徐谦光撰，立生1950年毛笔抄录，德国柏林国家图书馆藏书。抄本高23厘米，宽12.8厘米。每半叶10行，每行约27字。无边框行格。

这个德国藏本经核对与我先前得到的《徐谦光推拿全集》彩色 PDF 本为同一个版本，其目录的第一页为 PDF 本所缺，其他部分（主要是最后部分）PDF 本比《丛刊》影印本要多一点内容，或许去德国翻拍时原件已有缺损，PDF 本制作略早于影印本。虽然《徐谦光推拿全集》书后残缺 20 余叶，但内容仍比其他几个版本丰富，且本书已正式影印出版，故最终被选为本书的点校底本。

2017 年，当我申报的第一批推拿古籍获批“2017 年上海高校服务国家重大战略出版工程”后，上述几个版本即提供广州李乃奇博士开始点校。2018 年在收到李博士的点校初稿后，又有几个新的发现。

2019 年 1 月，辽宁针灸文献学者杨克卫先生寄给我一本《推拿三字经》的 1939 年竖排油印本的复印件，封面题《推拿三字经》，书口亦同，封面在毛笔书名下写有“己卯仲秋题签”，当为 1939 年题写。以此为线索进一步居然在我的推拿文献资料库中找到了这本复印件的原件，乃为我 2016 年拍卖所得。仔细对照底本后发现，这本《推拿三字经》油印本与底本的前半部分相似度最高，于是我依据该本对底本又作了一次全面校勘，解决了不少错误和存疑之处。这个 1939 年竖排油印本，本书简称“竖油印本”。

上面在介绍《徐谦光推拿全集》时，曾经提到底本后面残缺 20 余叶。最为可惜的是，该书目录中记载的最后 15 幅小儿推拿操作图全部缺失。小儿推拿操作图是理解、学习、研究小儿推拿操作法很重要的形式。小儿推拿操作图最早出现于明代《小儿推拿秘诀》，有“分阴阳”“推三关”“退六腑”“天河水”“天门入虎口”“补脾土”“推中指”等。明末的《万育仙书》又增加了不少小儿推拿复式操作图。对推拿操作图的重要性，《小儿推拿秘诀》云：“其间手法口诀，有非笔舌所能摹拟者，更为图之注之。”“而疑惑难明者，更为图画辨释。俾人人展卷无不了然，亦人人谓按本亦效。”“曹本”“竖油印本”和“横油印本”仅绘有“分阴阳”“推上三关”“推下六腑”3幅操作图，《徐谦光推拿全集》的前半部分也只有上述3幅操作图。值得庆幸的是，在本书点校的最后阶段，我找到了我收藏的清代小儿推拿抄本《推拿仙术》，补足了这些操作图，并将此书作为《徐谦光推拿全集》后半部分的主要参校本。因为“曹本”“竖油印本”“横油印本”的内容少于底本，无法满足底本后半部分校勘，而《推拿仙术》中的有关章节的标题和内容与底本相似度很高，与底本后半部分有同源关系；且小儿推拿操作图的名称、顺序与底本目录的描述基本一致。所以我以《推拿仙术》抄本为参校本又点校了一遍。《推拿仙术》抄本，本书简称“《仙术》”。

《徐谦光推拿全集》的抄录者立生在书前写道：“按此书辗转抄写，其中错字太多，余因时间急遽，原书未见，尤以医道关乎重要，不便率尔更改，是余仍依誊本抄写，未曾轻动一字。至其错讹应行改正之处，尚待明者。”抄写者当时已经发现了原抄本的很多错误，但表示不便“率尔更改”，其不轻动一字的措施对于保存古籍原貌是正确的。我们今天有幸得到了上述诸多版本，才有可能完成优化和完善底本的任务。但点校本书的难度之大、工期之长，还是远远超出了原先的计划预期。

需要说明的是：

本书曾被称为《推拿三字经》。本书前半部分的核心和精华是“推拿三字经”，是徐谦光的原创。但“推拿三字经”仅仅是《推拿小儿全书》《徐谦光推拿全集》的一小部分。以三言歌诀体裁论述推拿，便于吟诵记忆，师徒授受，也有利于提纲挈领地学习推拿。但学习推拿还是要完整地学习医理、诊断，所以要看“全书”“全集”。

本书的传抄本和油印本曾被冠以《小儿推拿三字经》。尽管本书的内容以小儿推拿为多，但绝非小儿推拿专著。徐谦光学习推拿的初衷，不是为子女治病而是为母亲治疗（“奉萱堂”，“家慈怕药，余演推拿”）。书中记载徐谦光用揉眼角的方法治疗他母亲的目疾，“吾母八十岁能引针入线”。仔细阅读本书，尤其是徐谦光原创的三字经部分，我们可以发现很多成人推拿的线索。如“凡推拿者，大人诊脉，小儿验色，不可忽也。”“凡孝亲，学吾方，治诸病，无不良。”“上古推拿之书所定之穴，未分男女老幼之论也。”“大三万”，“大数万”，“大人病重万数见轻，数万能愈”，“老少女，无不当”，“余演推法，老少男女”；“五指节……老少按穴推完，必用此穴。”“分阴阳……二百遍，老幼加减。”“合阴阳……二百遍，老幼加减。”“二人上马穴……年逾不惑，当用此穴，专治牙痛耳鸣，阳事不健，足不能履，腰以下痛，眼红不痛，肾中之病，或用补下，诸症无不全治。”“推上三关。大补肾中元气。数不拘，照病者推，虚实、冷热、老幼加减。”“退下六腑……于同治十二年，余救多人，肿脖瘟症（腮腺炎），喉无线孔，命在须臾，单推此穴，数在三万，立愈……凡火毒热症，疮疹痘斑，头目牙耳，若实火症，推不厌多，以愈为止……余推痴症，痰迷心窍，此穴为君，一万五千数。”书中提到的推拿治疗成人疾病谱，还有“劳作房事”引起的“牙痛”，“伤于痨症”的“咳嗽”，等等。

在明代中后期按摩科被政府废止的大背景下，避而不谈成人按摩而突出小儿推拿，实在是不得已而为之。于是我们可以理解作者“余之为此书，仅为渡河之筏耳”之感叹了。在此提醒读者对待此书，切不可仅以小儿推拿书视之。

至于小儿推拿手法和操作法能否用于成人，如何用于成人，在本系列丛书即将推出的《详注推拿指南》《推拿卫生正宗》中，将能看到前人全新的探索和大量的成人推拿医案。

希望本书对学习研究中医推拿和小儿推拿有所裨益。

更期盼读者能提供本书更好的版本线索，并能及时指正本书点校中的谬误。

赵毅，于上海中医药大学针灸推拿学院

推拏三字经自序

古者庖犧知天而八卦列炎帝知地而草辨軒轅知人而藏府别经络彰命曰三墳而内经其一也班固藝文志曰内经十八卷素问九卷靈樞九卷乃其數焉黄帝臨觀八極考建五常以人生負陰而抱陽食味而别色寒暑相盪喜怒交侵乃興岐伯鬼臾區著上窮天紀下極地理遠取諸物近取諸身更相问難垂不朽之宏慈開生民之壽域第其理道渊深文辭古奥非諳熟精思鮮有得其解者又曰誦而頗能解解而未能别别而未能明明而未能彰足以治羣僚不足以治王侯黄帝謂雷公曰覽觀雜学則異比類通合道理其務明之可以十全若不能知為世人所怨張長沙曰

《徐谦光推拿全集》抄本（德国柏林国家图书馆藏）

推拿三字經序

對曰　天長舒我志
　　　日久見人心

古者庖犧知天而八卦列，炎帝知地而百草辨，軒轅知人而臓府別，經絡彰，曰三墳，而內經其一也。班固藝文志曰：內經十八卷，素問九卷，靈樞九卷，乃其數焉。黃帝臨觀八極，考建五常，以人生負陰而抱陽，食味而被色，寒暑相盪，喜怒交侵，乃与岐伯鬼臾區等上窮天紀，下極地理，遠取諸物，近取諸身，更相問難，闡微發不朽之弘慈，開生民之壽域，第其理邃淵深，文辞古雅，非諳熟精思得其解者。又同誦而頗能解，解而未能別，別而未能明，明而未能彰，足以治不足以治候王。黃帝謂雷公曰：覽觀雜學，別異比類，通合道理，其務明之。若不能知，為世所怨。張長沙曰：君世之士，曾不留神醫術，上療君親，中以保身，但逐榮利，企踵權豪，孜遂非常，身居死地，百年壽命委付……哉。玄晏云：人受先人之体，有六尺之軀，而不知醫事，此所謂遊魂

《推拿三字经》1939 年抄本

徐謙光（徐宗礼之字也）奉萱堂

藥無緣（服藥即吐）推拿恙（辨别何症何推何拿何數）

自推手 辨諸恙

定真穴（何病何推法）畫圖章（畫圖者列學觀之無忘）

上療親 下救郎

推求速（推大人速而重推小兒速而輕速則氣血立至）惟重良（良方者立刻見愈）

獨穴治（獨穴者一穴也辨明何穴）有良方（良方者立刻見愈）

大三萬（自十六歲至百歲為大自五歲至十五歲為小因天癸未至）小三千之（小言三千亦不止利數[illegible]）

《推拿小儿全书》照相本（曹仁发藏）

《推拿仙术》抄本

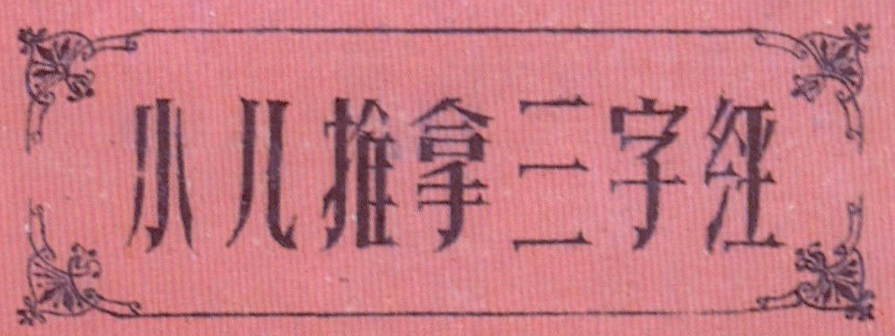

青島市立中医院

1958.9.

《小儿推拿三字经》1958 年油印本

神丸，五经穴，为太聖散，四横纹，为顺气和中湯，后溪穴，为人参利肠丸，男左六腑，为八味顺氣散，女右三关，为蘇合香丸。

穴形廣多在医者变化用耳今見時師不能望闻问切四字不变阴阳虚实不論何症概是一路推法誤人性命多矣審之慎之。

徐謙光　徐宗禮之字也　奉萱堂　即奉母命習練推拿

药無缘　服药即吐無法可施　推拿恙　諸病之推不药而愈，而按親心可為盡孝子之心，

自推手　辨諸恙　辨别何病何推何拿何效

定真穴　何病何推法　畫圖章　畫圖者列學观之無忘

上病親　下救郎

推求速　推大人速而重推小儿速而輕速則氣血立至　惟重良　良方者立刻見愈

20×18=360

《推拿三字经》1965 年山东中医学院讲义稿本

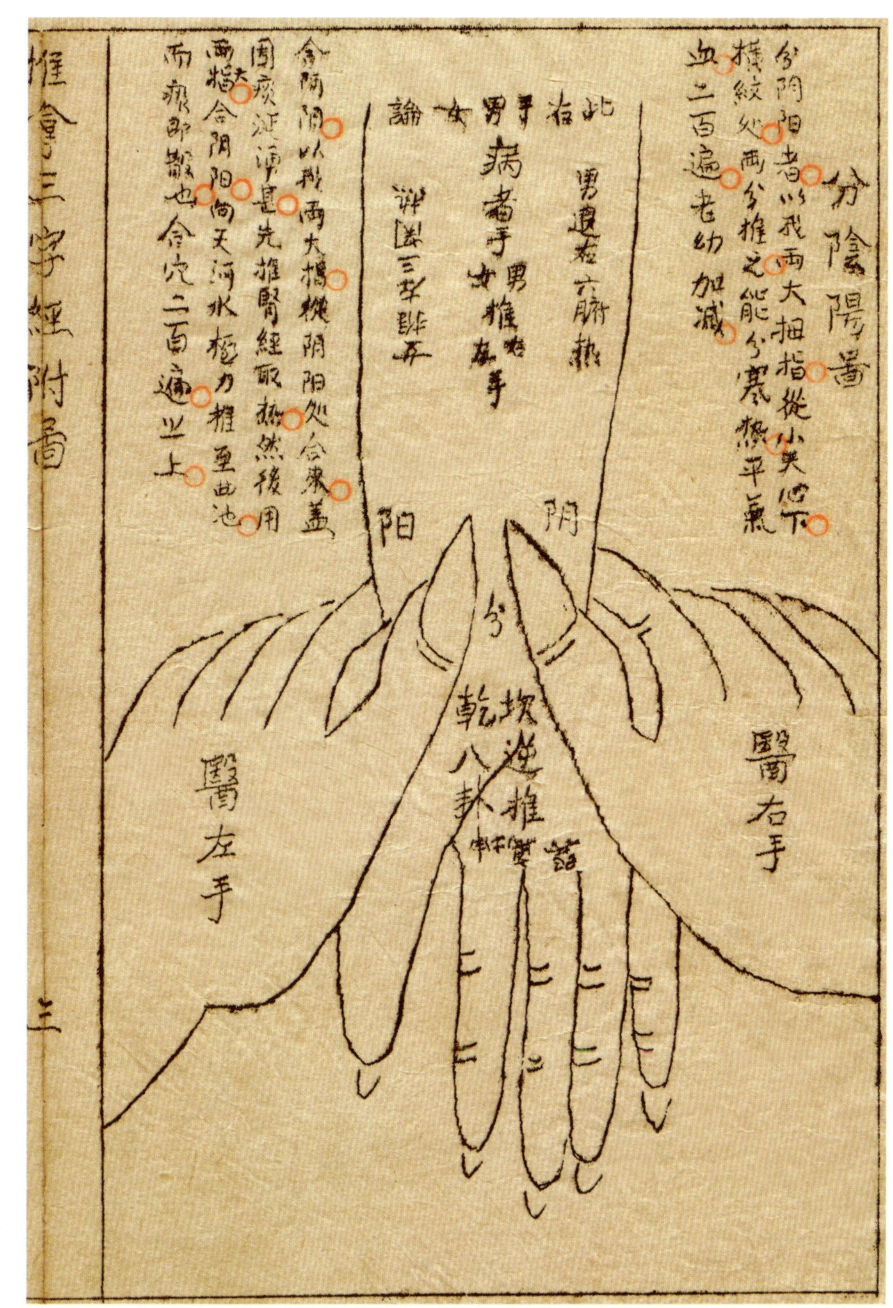

《推拿三字经》1939 年油印本分阴阳左手图

（参见正文第 58 页）

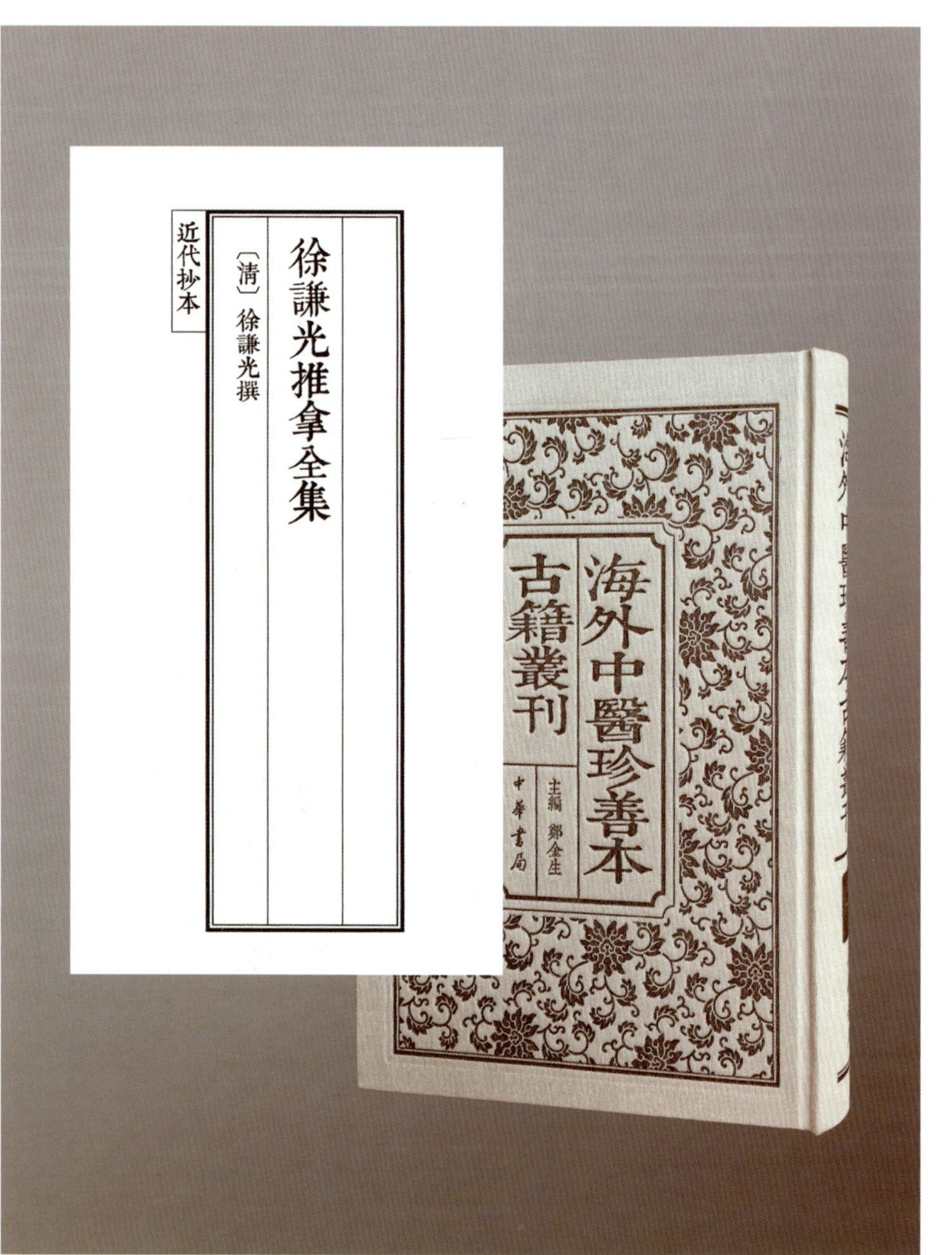

《海外中医珍善本古籍丛刊》第 360 册书影